厦门大学本科教材资助项目

U0298595

Zuzhixue

yu

Peitaixue

Shixi Zhidao

组织学与胚胎学
实习指导

主　编：张　兵

副主编：曲　宁

编　委（按姓氏笔画排序）：

王海龙　李善花　黄雅丽

厦门大学出版社
XIAMEN UNIVERSITY PRESS　国家一级出版社
全国百佳图书出版单位

图书在版编目(CIP)数据

组织学与胚胎学实习指导/张兵主编.—厦门:厦门大学出版社,2020.11
ISBN 978-7-5615-6541-4

Ⅰ.①组… Ⅱ.①张… Ⅲ.①人体组织学—医学院校—教学参考资料②人体胚胎学—医学院校—教学参考资料 Ⅳ.①R32

中国版本图书馆 CIP 数据核字(2020)第 159310 号

出 版 人 郑文礼
责任编辑 陈进才 黄雅君
封面设计 李嘉彬
技术编辑 许克华

出版发行 厦门大学出版社
社 址 厦门市软件园二期望海路 39 号
邮政编码 361008
总 机 0592-2181111 0592-2181406(传真)
营销中心 0592-2184458 0592-2181365
网 址 http://www.xmupress.com
邮 箱 xmup@xmupress.com
印 刷 厦门市青友数字印刷科技有限公司

开本 889 mm×1194 mm 1/16
印张 5.125
插页 23
字数 190 千字
版次 2020 年 11 月第 1 版
印次 2020 年 11 月第 1 次印刷
定价 32.00 元

厦门大学出版社
微信二维码

厦门大学出版社
微博二维码

前　言

作为医学专业基础课程之一的《组织学与胚胎学》，教学内容以描述机体的微细结构与胚胎发生过程为主，不易清晰理解、牢固掌握，故而在教学过程中辅以大量的图片及学习要点，可达到事半功倍的效果。《组织学与胚胎学实习指导》是在我们历年所使用的实习辅助教材与教学提纲基础上，根据教育部教学改革的需要做了大幅度的补充与调整而成，包括详尽描述切片观察的步骤、内容；更换大量的高质量图片，每张图片添加相应指示箭头，并配以英文图注；增加胚胎学部分的学习要点等，有助于学生更好地理解《组织学与胚胎学》教科书的重点与难点问题。

本书内容分为 19 章，共计 227 张图片。第 1 章至第 6 章为组织学总论部分，详细介绍了四大基本组织的主要切片及示教切片的观察步骤、内容与图片；第 7 章至第 18 章为组织学各论部分，涵盖神经系统、循环系统、免疫系统、皮肤、眼与耳、内分泌系统、消化管、消化腺、呼吸系统、泌尿系统、男性生殖系统与女性生殖系统中各主要器官的切片观察步骤、内容和图片；第 19 章为胚胎学总论与各论的学习要点，并配以参考答案，有助于学生理解并掌握复杂的人体胚胎发生过程及相关畸形的成因。

本书内容贴合人民卫生出版社第 9 版《组织学与胚胎学》教材，为教师教学与学生学习提供了丰富的辅助资料。

在本书显微图片的拍摄过程中，得到了厦门大学生物医学仪器共享平台游翔、黄静茹、谢宝英、郑海萍四位老师的大力帮助，在此一并表示感谢。

由于时间仓促及水平有限，书中难免存在疏漏不足之处，非常期待各位老师与同学们的批评和指正，请将意见与建议发至 cristal66@xmu.edu.cn 或 quning@xmu.edu.cn。

编者

2020 年 9 月

实验室规则

一、实验室按照 6S［整理（seiri）、整顿（seiton）、清扫（seiso）、清洁（seiketsu）、素养（shitsuke）、安全（security）］管理，进入实验室需要严格遵守厦门大学实验室的各项规定和各项操作规程。

二、进入教室后应听从安排，对号入座，保持教室安静，严禁打闹、追逐。

三、保持教室环境整洁，严禁携带餐食、饮料等进入实验室，不得乱扔纸屑及铅笔屑。

四、上课严格遵守时间，不得迟到早退。注意仪表，进入实验室需穿实验服，不得穿拖鞋进入。

五、爱护公共财产，上课前检查显微镜、电脑等设备运行是否正常；实习标本、模型等材料是否齐全无缺损。发现问题应及时报告实验管理老师，并在《实验仪器运行记录本》上登记，不得擅自处理或隐瞒。对个人操作不当造成的损失按学校有关规定处理。

六、显微镜为精密仪器，实验过程中未经许可不得任意移换或擅自拆卸。光镜部件不能用手擦拭，机械部件不能用强力旋扭。如发生故障或附件缺损，应报告老师处理。

七、不得在实验室电脑上私自安装无关软件，不能用实验室电脑操作与实验无关的内容。

八、实验前应复习好理论课，按着进度预习实习指导，掌握本次实验的基本内容和目的要求，以期收到良好效果。

九、以科学严谨的态度准备实验课程。观察切片时，先用肉眼查看切片的正反和方位，然后按从低倍镜到高倍镜的顺序，参照实习指导认真观察。经老师允许才可使用油镜。绘图时要注意倍数、比例和真实性。每次实验完毕，请将绘图作业交给老师批阅。

十、实验完毕时必须做好整理和清洁工作。将切片、显微镜和实验品整理好，放回原处并罩上镜套。不得私自将实验用品带出实验室，填写《实验仪器运行记录本》。

十一、值日生按照实验室要求打扫实验室卫生，离开实验室前应关好门窗、水电等，以免造成损失和浪费。

目　录

第一章 上皮组织
(epithelium tissue)

由于上皮组织的细胞间质少,而且光镜下细胞膜不被显示,导致大部分切片中细胞界限往往不清楚,因此上皮组织的细胞形态主要根据细胞核的形态与层次加以辨认。

第一节 单层扁平上皮
(simple squamous epithelium)

目的:掌握单层扁平上皮的形态结构特点。

一、铺片

标本没有经过刀切,直接使用银盐浸染后平铺于载玻片上制成。

大网膜:镀银,单层扁平上皮表面观(间皮),如图 1-1-1 所示。

(1)低倍:选平铺成单层背景较清晰的部位,棕黑色的银盐颗粒沉淀显示细胞轮廓呈多边形或不规则形,相邻细胞呈齿状嵌合。细胞核多被染成蓝色。

(2)高倍:细胞周缘银盐颗粒较大且多,因而色深;胞质内其颗粒细小分布,因而色浅。图 1-1-1(b)中箭头所示细胞核呈椭圆形,染成蓝色;未着色的空白区系胞核已脱落。

二、切片

1. 输卵管

苏木精-伊红染色法(hematoxylin-eosin staining,H.E.),单层扁平上皮垂直观(间皮),如图 1-1-2 所示。

(1)肉眼:标本为输卵管的横断面。其管壁内层腔面偏蓝紫色,相当于输卵管的黏膜层;紧接着黏膜层的粉红色结构,相当于输卵管的肌层。肌层外面包绕的即单层扁平上皮(间皮),将其置于低倍镜下观察。

(2)低倍:管壁外表面可见一条弯曲、断续的蓝紫色点状结构,即单层扁平上皮细胞的细胞核。选较连续的部位置于高倍镜下观察。

(3)高倍:图 1-1-2(b)中箭头所示细胞核呈蓝紫色、扁椭圆形,其长轴与上皮表面平行,仅在核周围见少量嗜酸性胞质。

2. 阑尾

苏木精-伊红染色(H.E.),单层扁平上皮垂直观(间皮),如图 1-1-3 所示。

(1)肉眼:标本为阑尾的横断面。其管壁内层腔面偏蓝紫色,相当于阑尾黏膜层;紧接着黏膜层的粉红色结构,相当于阑尾的肌层;外表面包绕的即单层扁平上皮(间皮),将其置于低倍镜下观察。

(2)低倍:管壁外表面可见一条弯曲、断续的蓝紫色点状结构,即单层扁平上皮细胞的细胞核。选较连续的部位置于高倍镜下观察。

(3)高倍:图 1-1-3(b)中箭头所示细胞核呈蓝紫色、扁椭圆形,其长轴与上皮表面平行,仅在核周围可见少量嗜酸性胞质。

3. 胃底

苏木精-伊红染色(H.E.),单层扁平上皮垂直观(间皮),如图 1-1-4 所示。

(1)肉眼:标本中高低不平的一面为胃壁的腔面;另一面即胃壁的表面,将最外层置于低倍镜下观察。

(2)低倍:管壁外周表面可见一条弯曲、断续的蓝紫色点状结构,即单层扁平上皮细胞的细胞核。选较连续的部位置于高倍镜下观察。

(3)高倍:图 1-1-4(b)中箭头所示细胞核呈蓝紫色、扁椭圆形,其长轴与上皮表面平行,仅在核周围可见少量嗜酸性胞质。

4. 大动脉

苏木精-伊红染色(H.E.),单层扁平上皮垂直观(内皮),如图 1-1-5 所示。

(1)肉眼:标本为大动脉横断面,选取腔面,将其置于低倍镜下观察。

(2)低倍:在最内侧的腔面可见一条断续的蓝紫色点状结构,即单层扁平上皮细胞的细胞核。选较连续的部位置于高倍镜下观察。

(3)高倍:图 1-1-5(b)中箭头所示细胞核呈蓝紫色、扁椭圆形,其长轴与上皮表面平行,仅在核周围可见少量嗜酸性胞质。

第二节　单层立方上皮
（simple cuboidal epithelium）

目的：掌握单层立方上皮的形态结构特点。

1. 肾小管

苏木精-伊红染色（H.E.），如图 1-2-1 所示。

（1）肉眼：将标本中着色较浅的部分置于低倍镜下观察。

（2）低倍：可见大小不等的小管，其外周包绕的即单层立方上皮。选较规则的小管置于高倍镜下观察。

（3）高倍：图 1-2-1（b）中箭头所示细胞核呈蓝紫色、圆形，嗜碱性，位于细胞中央，细胞间界限较清晰。

2. 甲状腺

苏木精-伊红染色（H.E.），如图 1-2-2 所示。

（1）肉眼：将标本中粉红色的部分置于低倍镜下观察。

（2）低倍：可见大小不等的圆泡，称为滤泡，其外周包绕的即单层立方上皮。选较规则的滤泡置于高倍镜下观察。

（3）高倍：图 1-2-2（b）中箭头所示细胞核呈蓝紫色、圆形，嗜碱性，位于细胞中央，细胞间界限较清晰。

第三节　单层柱状上皮
（simple columnar epithelium）

目的：掌握单层柱状上皮的形态结构特点。

胆囊：苏木精-伊红染色（H.E.），如图 1-3-1 所示。

（1）肉眼：标本是胆囊横切面，高低不平的一面为胆囊的腔面，相当于胆囊的黏膜层，将此部位置于低倍镜下观察。

（2）低倍：波浪状突起的表面即单层柱状上皮，胞核呈长椭圆形或杆状，紧密排列成一层。有些部位胞核聚集成堆或排列成多层（切片缘故）。选细胞核呈单列的部分置于高倍镜下观察。

（3）高倍：柱状细胞紧密排列成一层，细胞界限不清，根据核的形状来判断细胞的形状。图

1-3-1(b)中实心箭头所示为单层柱状细胞的胞核,偏基底部,其长轴与细胞长轴一致。柱状细胞中散在的杯状细胞(空白箭头所示)核呈三角状,位于细胞基底部,着色较深(其核上部的黏液颗粒 H.E.下不易着色,故多为空泡状)。

第四节　假复层纤毛柱状上皮
(pseudostratified ciliated columnar epithelium)

目的:掌握假复层纤毛柱状上皮的形态结构特点。

气管:苏木精-伊红染色(H.E.),如图 1-4-1 所示。

(1)肉眼:标本是气管横切面片段,着色偏蓝紫色的为腔面,相当于气管的黏膜层,将其置于低倍镜下观察。

(2)低倍:沿腔面可见数层蓝紫色的胞核密集排列成层的带状结构,即假复层柱状纤毛上皮。选较清晰的部位置于高倍镜下观察。

(3)高倍:位于腔面最内侧的即上皮细胞游离面,可见红色细丝,即纤毛。上皮细胞间界限不清,胞核形状及位置不同,仔细观察可见细胞核分为四个层次:①胞核小且圆,最靠近基膜,此为基底细胞(锥体形细胞)的核;②胞核呈椭圆形,位置最高,为柱状细胞的核,柱状细胞的游离面有纤毛;③柱状细胞间常夹有杯状细胞,其核多位于细胞质空泡底部,接近三角形;④胞核略呈梭形,多位于柱状细胞核的稍深面,为梭形细胞的胞核。可见上皮细胞的基底面被染成淡红色线状的基膜(箭头所示)。

第五节　未角化复层扁平上皮
(nonkeratinized stratified squamous epithelium)

目的:掌握未角化复层扁平上皮的形态结构特点;绘图。

食管:苏木精-伊红染色(H.E.),如图 1-5-1 所示。

(1)肉眼:标本为食管的横切或纵切面,高低不平的偏蓝紫色一面为食管的腔面,相当于食管的黏膜层,将此部位置于低倍镜下观察。

(2)低倍:腔面的上皮由多层细胞组成,厚薄不一。上皮与结缔组织交接处凹凸不平,基底层上皮细胞的胞质嗜碱性强,浅层细胞的胞质嗜酸性强。选基底层细胞为单独一层而其他部位细胞层次较清晰的地方置于高倍镜下观察。

(3)高倍:图 1-5-1(b)中箭头所示为一层基底层细胞,矮柱状,胞核呈椭圆形,胞质少,强嗜碱性,此层细胞随基膜弯曲而起伏。薄层基膜紧贴在上皮基部,呈嗜酸性线状结构。此外,由于切片的缘故,基底层细胞可显示为多层状态。基底层以上是中间数层多边形细胞,胞质丰富,胞核呈圆形或卵圆形,细胞界限较清晰;再上为几层梭形或扁平细胞;最表层的扁平细胞已退化,逐渐脱落,有时常切不到核。

第六节　角化的复层扁平上皮
（keratinized stratified squamous epithelium）

目的:掌握角化的复层扁平上皮的形态结构特点。

手指皮肤:苏木精-伊红染色(H.E.),如图1-6-1所示。

(1)肉眼:标本中一侧染成红色的部分相当于表皮的角质层,蓝紫色部分相当于表皮的基底与多边形细胞层,将此部位置于低倍镜下观察。

(2)低倍:染成深蓝紫色的部分为表皮中颗粒层;浅蓝紫色为表皮的最深层,即表皮与真皮的分界,将此部位置于高倍镜下观察。

(3)高倍:与真皮交界处为复层扁平上皮的基底层[图1-6-1(b)中箭头所示]。基底层细胞核排列紧密,有时因切片位置可见多层的基底细胞核叠加在一起;基底层以上为中间多边形细胞层,可见细胞核排列逐渐松散,细胞界限也较清晰,近表层的细胞内包含蓝紫色颗粒(颗粒层);细胞核逐渐变为长椭圆形、扁平形,即浅层的扁平细胞层;最表层为角化层(嗜酸性)。

第七节　变移上皮
（transitional epithelium）

目的:掌握变移上皮的形态结构特点;注意与未角化的复层扁平上皮比较。

1. 膀胱(空虚)

苏木精-伊红染色(H.E.),如图1-7-1所示。

(1)肉眼:标本中凹凸不平的面即膀胱腔面,将此部位置于低倍镜下观察。

(2)低倍:上皮表面弯曲,基底部也随着上皮表面呈平行的弯曲状,此上皮层数较多,即收缩状态变移上皮。将此部位置于高倍镜下观察。

(3)高倍:与结缔组织交界的为一层基底层细胞[图1-7-1(b)中箭头所示],细胞体积较小,呈立方形或矮柱状;细胞核圆形,较小且位于中央。中间层细胞为一层或多层,细胞较大,呈多边形或倒梨形;细胞核呈圆形,位于中央。表层细胞为一层,位于最表面,又称为盖细胞(umbrella cell),其体积较大,呈立方形或长方形;细胞核呈圆形或椭圆形,有的细胞呈现二核的现象,胞质丰富,近游离面胞质着色较红(细胞质浓缩现象)。

2. 膀胱(充盈)

苏木精-伊红染色(H.E.),如图 1-7-2 所示。

(1)低倍:与空虚状态相比,膀胱上皮[图 1-7-2(a)中箭头所示]比较平整,层数减少。与收缩状态一致的是上皮的表面与基底面是平行的,这一点就是其与未角化的复层扁平上皮的重要区别。

(2)高倍:观察图 1-7-2(b)中箭头所示的变移上皮细胞数量、形态,并与收缩状态比较。

第八节　腺上皮
(glandular epithelium)

目的:掌握浆液性腺细胞、黏液性腺细胞与浆半月的形态结构特点。

唾液腺:苏木精-伊红染色(H.E.),如图 1-8-1 和图 1-8-2 所示。

(1)肉眼:标本呈现一片蓝紫色,仔细观察可见被红色结构分割成大小不一的区域,称为小叶。选择较清晰部位置于低倍镜下观察。

(2)低倍:镜下可见许多上皮细胞团,呈卵圆形或不规则形的切面,即腺泡(acinus);其他由单层或复层上皮细胞围成的小管,即腺的导管(duct)。图 1-8-1(a)中红色箭头所示即腺泡;黑色箭头所示即导管。将腺泡置于高倍镜下重点观察。

(3)高倍:依据胞质的着色深浅、胞核位置及形态识别三种腺泡及导管。

①腺泡:

(a)黏液性腺泡:图 1-8-1(b)中绿色箭头所示为黏液性腺细胞(mucous cell)围成的腺泡。细胞多呈锥体形或柱状;胞质着色较浅,呈泡沫状或空泡状;细胞核较扁,贴近细胞基底部。

(b)浆液性腺泡:图 1-8-2(a)中蓝色箭头所示为浆液性腺细胞(serous cell)围成的腺泡。细胞多呈锥体形;胞质着色较深,基底部胞质强嗜碱性,有些细胞顶部胞质中可见嗜酸性分泌颗粒;细胞核呈圆形,多近细胞基底部。

(c)混合性腺泡:图 1-8-2(b)中黑色三角形所示为浆液性腺细胞和黏液性腺细胞组成的腺泡,但以黏液性腺细胞为主,浆液性腺细胞以半月状[图 1-8-2(b)中黄色箭头所示]附在腺泡的一侧或包绕黏液性腺细胞,即浆半月(serous demilune)。

②导管:图 1-8-1(b)中黑色箭头所示为导管中的纹状管;红色箭头所示为导管中的闰管。

第二章　结缔组织
（connective tissue）

第一节　疏松结缔组织
（loose connective tissue）

目的:掌握疏松结缔组织的形态结构特点;注意识别胶原纤维、弹性纤维与巨噬细胞。

铺片,台盼蓝染色,如图 2-1-1 所示。

标本:给大鼠注射台盼蓝染料后次日处死,取其肠系膜铺于载玻片上,经升汞无水乙醇饱和液-Susa Ⅱ固定,偶氮焰红与醛品红染色后用于镜下观察。

（1）低倍:选细胞和纤维较疏松的部位观察,视野中可见大量的较粗且有分支的染成粉红色的细带,即胶原纤维（collagen fiber）,它们互相交织成网;其间夹着纤细的染成蓝紫色的细丝,即弹性纤维（elastic fiber）。纤维之间分布着散在的细胞,胞质中含较多蓝色颗粒的细胞即巨噬细胞（macrophage）。选较清晰部位置于高倍镜下观察。

（2）高倍:图 2-1-1（b）中黑色细箭头所示即较粗的胶原纤维,可见分支,染成粉红色;黑色粗箭头所示即较细且直的弹性纤维,可见分支,且末端呈弯曲状,染成蓝紫色;白色箭头所示即巨噬细胞,其形态不规则、细胞质中有较多大小不一的吞噬的台盼蓝颗粒,胞核呈圆形或卵圆形,染成红色。

第二节　致密结缔组织
（tight connective tissue）

目的:掌握致密结缔组织及纤维细胞与成纤维细胞的形态结构特点;注意与疏松结缔组织比较;绘图（不规则致密结缔组织）。

1. 不规则致密结缔组织

手指皮肤:苏木精-伊红染色(H.E.),如图 2-2-1 所示。

(1)肉眼:着蓝紫色的一面为表皮,即角化的复层扁平上皮。表皮下为真皮中的不规则致密结缔组织,将此部分置于低倍镜下观察。

(2)低倍:紧靠表皮的基底膜,真皮有一些部位突入表皮间,着色浅,纤维呈细小的束,细胞成分较多,称为真皮的乳头层。再往深层,纤维束粗大,纵横交织成网,细胞较少(椭圆形所示),称为真皮的网织层,即典型的不规则致密结缔组织。在标本的最下面,组织呈蜂窝状或空泡状,为疏松结缔组织和脂肪组织,称为皮下组织。选不规则致密结缔组织部分置于高倍镜下观察。

(3)高倍:图 2-2-1(b)中黑色箭头所示即胶原纤维束,嗜酸性,纵纹不清楚。由于纤维束排列方向不一致,因此切片中出现带状或不规则的形状。束间可见少量细胞核,着色深,细胞体积小呈梭形,细胞质弱嗜酸性,多为纤维细胞(蓝色箭头所示);细胞体积较大,核及核仁清晰,即成纤维细胞[图 2-2-1(b)中绿色箭头所示]。

2. 规则致密结缔组织

肌腱:苏木精-伊红染色(H.E.),如图 2-2-2 所示。

(1)低倍:大量密集排列的胶原纤维沿着受力方向平行排列成束,纤维束之间为成纤维细胞——腱细胞。

(2)高倍:参照图 2-2-2(b)仔细观察腱细胞形态(箭头所示)

第三节　成纤维细胞与纤维细胞
（fibroblast & fibrocyte）

目的:掌握成纤维细胞与纤维细胞的形态结构特点(示教)。

手指皮肤:苏木精-伊红染色(H.E.),如图 2-3-1 所示。

(1)低倍:将紧贴复层扁平上皮下面的真皮网织层的不规则致密结缔组织置于高倍镜下观察。

(2)高倍:图 2-3-1 中绿色箭头所示为成纤维细胞,体积较大,核及核仁清晰;红色箭头所示为纤维细胞,体积小呈梭形,核致密,核仁不可见。

第四节　浆细胞
（plasma cell）

目的:掌握浆细胞的形态结构特点(示教)。

1. 气管

苏木精-伊红染色（H.E.），如图 2-4-1 所示。

（1）低倍：沿腔面可见由数层蓝紫色的胞核密集排列成层的带状结构，即假复层纤毛柱状上皮。将紧贴上皮下面的结缔组织置于高倍镜下观察。

（2）高倍：图 2-4-1 中绿色箭头所示为浆细胞，呈卵圆形或圆形；胞核较小，圆形，居于胞质一侧，内部染色质呈块状，着色深。

2. 肉芽组织

苏木精-伊红染色（H.E.），如图 2-4-2 所示。

（1）低倍：依据教材内容在视野中找到胞核位于细胞一侧的细胞（浆细胞）并置于高倍镜下面观察。

（2）高倍：图 2-4-2（b）中绿色箭头所示为浆细胞，呈卵圆形或圆形；胞核较小，圆形，居于胞质一侧，内部染色质呈块状，着色深；胞质中近胞核处为浅染区。

第五节　肥大细胞
（mast cell）

目的：掌握肥大细胞的形态结构特点（示教）。

铺片：甲苯胺蓝染色，如图 2-5-1 所示。

（1）低倍：将视野中蓝色的细胞置于高倍镜下观察。

（2）高倍：图 2-5-1（b）中所示的肥大细胞多呈卵圆形，胞质内的颗粒粗大呈圆形，染成蓝紫色；胞核较小而圆，多位于中央，不着色。少数肥大细胞膜破裂，排出颗粒。

第六节　网状组织
（reticular tissue）

目的：掌握网状组织的形态结构特点（示教）。

1. 网状纤维（reticular fiber）

脾：镀银，如图 2-6-1 所示。

（1）低倍：切片中有大量深棕色或黑色的条索或不规则的疏网，其内短而粗的丝即网状纤维。

（2）高倍：图 2-6-1（b）中绿色箭头所示即网状纤维，染成红色的圆点大部分为淋巴细胞（此处不需要观察）。

2. 网状细胞（reticulocyte）

淋巴结：苏木精-伊红染色（H.E.），如图 2-6-2 所示。

（1）低倍：从外向内依次为淋巴结的被膜、皮质、髓质；将近被膜处的皮质部分置于高倍镜下观察。

（2）高倍：图 2-6-2 中绿色箭头所示为网状细胞，多呈星形，细胞质浅粉色，细胞核圆形或椭圆形，色浅居中，核仁清晰。

第七节　脂肪组织
（adipose tissue）

目的：掌握脂肪组织的形态结构特点（示教）。

皮肤：苏木精-伊红染色（H.E.），如图 2-7-1 所示。

（1）低倍：切片一侧染色浅的区域即疏松结缔组织，纤维束稀少，束间可见许多空隙，为生活状态下基质所在。脂肪细胞大，聚集成群，细胞核扁，着色深，位于细胞一侧的胞质边缘。脂肪细胞中央部分的脂滴在制片过程中被溶解，故细胞多为圆形的空泡状。每个空泡相当于一个脂肪细胞，周围粉红色的圆环即脂肪细胞的胞质，内含蓝色小点即细胞核。将细胞较多处置于高倍镜下观察。

（2）高倍：脂滴将胞质中其他部分及胞核挤向一侧；胞质稍多处可见扁平形细胞核（图 2-7-1 中蓝色箭头所示），也有些细胞未切上细胞核。

第三章　软骨与骨
(cartilage & bone)

第一节　透明软骨
(hyaline cartilage)

目的:掌握透明软骨的形态结构特点;绘图。

气管:苏木精-伊红染色(H.E.),如图 3-1-1 和图 3-1-2 所示。

(1)肉眼:标本为气管横切面,管壁中间着蓝色的环状带即透明软骨。将此处置于低倍镜下观察。

(2)低倍:着浅蓝色的透明软骨[图 3-1-1(a)中黑色三角形所示]表面被覆粉红色的软骨膜[图 3-1-1(a)中黑色箭头所示]。透明软骨中分布着许多深蓝色的圆点,即软骨细胞。软骨细胞间为嗜碱性的基质,着深浅不一的蓝紫色,其内的胶原纤维不可见。整体观察显示,近软骨膜处软骨基质着色比中间部的浅;软骨细胞比中间部小。

(3)高倍:图 3-1-1(b)中箭头所示为结缔组织构成的软骨膜;向内嗜碱性的基质中呈圆形或椭圆形的腔隙即软骨陷窝。软骨陷窝周围的一层基质呈强嗜碱性,称软骨囊[图 3-1-2(a)中黑色箭头所示]。软骨细胞(chondrocyte)位于其陷窝内,被软骨囊包裹;细胞质弱嗜碱性,有时可见空泡,是溶解的脂滴或糖原,图 3-1-2(b)中绿色箭头所示即软骨细胞。生活状态下,软骨细胞充满软骨陷窝内,但是在制片过程中,因软骨细胞与基质收缩程度不一致,故在细胞与软骨囊内壁之间出现明显的间隙,从而可见软骨陷窝的一部分[图 3-1-2(b)中红色箭头所示]。靠近软骨膜浅层的软骨细胞呈扁圆形,较小,单个存在,与软骨长轴平行排列;软骨结构中间的细胞较大,呈圆形或椭圆形,常成群分布(3 个或 5 个为一群),即同源细胞群[图 3-1-2(a)中椭圆形所示],外围有较明显的软骨囊。

第二节 弹性软骨
（elastic cartilage）

目的:掌握弹性软骨的形态结构特点(示教)。

耳郭(又称耳廓):苏木精-伊红染色(H.E.),地衣红(Orcein)染色,如图 3-2-1 所示。

(1)低倍:标本两边为皮肤及皮下组织,中间贯穿的带状结构即弹性软骨。这种软骨与透明软骨相似,也是由软骨膜、软骨陷窝、软骨囊、同源细胞群组成;基质中可见大量交错排列的弹性纤维,染成紫红色。选较清晰部位置于高倍镜下观察。

(2)高倍:多数同源细胞群由 2 个软骨细胞组成,少数含 3 个软骨细胞。着紫红色的弹性纤维以分布于软骨囊周边为多。

第三节 纤维软骨
（fibrous cartilage）

目的:掌握纤维软骨的形态结构特点(示教)。

椎间盘:苏木精-伊红染色(H.E.),如图 3-3-1 所示。

(1)低倍:选标本中着色较浅的部位置于高倍镜下观察。

(2)高倍:纤维软骨的特点是纤维多,密集平行排列成层,相邻纤维层的排列方向并不一致。软骨细胞相对较小且少,常数个成行排列于纤维层之间;细胞核呈卵圆形,胞质不明显,细胞周围可见陷窝的空隙,但不及透明软骨和弹性软骨明显。

第四节 长骨骨干
（long bone shaft）

目的:掌握骨单位的形态结构特点;绘图(骨单位)。

骨磨片:硫堇染色,如图 3-4-1 和图 3-4-2 所示。

(1)肉眼:标本为长骨横断面,其中有许多横断的管道,选择合适部位置于低倍镜下观察。

(2)低倍:位于骨内、外表面的即环骨板,外环骨板[图 3-4-1(a)中蓝色箭头所示]排列与骨表面平行且较规则;内环骨板[图 3-4-1(a)中黑色箭头所示]有时在标本上不可见,其沿着骨髓腔表面不规则排列。位于内外环骨板之间的众多同心圆状结构[图 3-4-1(a)中绿色粗箭头所示]，即横切的骨单位(osteon)；每一个骨单位的中央有一个着深红色的管道[图 3-4-1(a)中绿色细箭头所示]，即中央管(central tube)。

（3）高倍：图 3-4-1(b)中绿色箭头所示即骨单位中央管(central tube)。骨单位之间的一些不规则平行排列的骨板则为间骨板(interstitial lamellae)，如图 3-4-1(b)中绿色方形所示。在横断面有时可见连接两个中央管间的管道[即与中央管呈垂直方向的管道，图 3-4-2(a)左图中黑色粗箭头所示]，为穿通管(perforating canal)。3 种骨板之间及每个骨单位表面均有一层黏合质，为骨盐集中处，少纤维，称为黏合线(cement line)，在标本中呈白色[图 3-4-2(b)中红色箭头所示]。观察横断的骨单位[图 3-4-2(b)]，可见骨陷窝多呈扁椭圆形[图 3-4-2(b)中绿色箭头所示]，并向四周伸出许多骨小管，相邻的骨小管彼此相连。此种制作方法不可见骨细胞。骨组织中观察骨细胞一般使用脱灰骨。

第五节　骨发生
（osteogenesis）

目的：了解长骨形成（软骨内成骨）的过程（示教）。

长骨：苏木精-伊红染色(H.E.)，如图 3-5-1 和图 3-5-2 所示。

（1）肉眼：标本是长骨的纵断面，染成蓝紫色的为骨骺软骨处，将此部位置于低倍镜下观察。

（2）低倍：从靠近次级骨化中心的骺软骨处开始，向骨髓腔方向依次观察软骨内骨化活动的五区[图 3-5-1(a)]。

①软骨储备区：软骨细胞小，散在分布，胞核圆形，胞质弱嗜碱性（绿色星形所示）。

②软骨增生区：软骨细胞逐渐增大呈椭圆形或圆形，形成同源细胞，排列成纵行（蓝色星形所示）。

③软骨成熟区：软骨细胞明显增大成熟，同源细胞群之间的软骨基质宽度变窄，嗜碱性增强（黑色星形所示）。

④软骨钙化区：软骨细胞开始退化、凋亡，胞质空化，出现核固缩与核溶解；靠近成骨区侧可见软骨细胞消失，留下空洞状的软骨陷窝；陷窝内有时可见破骨细胞进入。软骨基质钙化明显，呈强嗜碱性（红色星形所示）。

⑤成骨区：白色星形所示，以染成蓝紫色的钙化的软骨基质为中轴，表面附有着红色的过渡性的骨小梁，呈不规则的纵条状。小梁间的骨髓腔（初级）内有许多幼稚的血细胞。移动标本从骨髓腔往表面找骨领和骨膜

⑥骨领：着红色，网状或不规则片状，组成骨髓腔外壁（蓝色箭头所示）。

⑦骨外膜：位于骨领外表面的致密结缔组织（黑色箭头所示），内层细胞多，外层细胞少，纤维多。

选择骨髓腔内骨小梁置于高倍镜下观察骨细胞、成骨细胞、破骨细胞。

（2）高倍：

①骨细胞(osteocyte)：骨细胞位于过渡型骨小梁［图 3-5-1(b)中绿色三角形所示］及骨领内，细胞扁卵圆形，由于收缩，其骨陷窝明显［图 3-5-2(a)中黑色箭头所示］。

②成骨细胞(osteoblast)：位于骨小梁表面或骨外膜的深面，细胞常排列成一层，呈矮柱状或椭圆形，胞质嗜碱性，着蓝紫色；核圆形或卵圆形，多不位于中央［图 3-5-2(b)中蓝色箭头所示］。

③破骨细胞(osteoclast)：数量少，位于成骨区内过渡型骨小梁周边的凹陷内或骨领内表面的凹陷；细胞体积较大，胞质丰富，嗜酸性，着红色；内含有多个细胞核，此处破骨细胞纹状缘不清楚［图 3-5-2(a)与(b)中绿色箭头所示］。

第四章　血　液
（blood）

目的:掌握血细胞的形态结构特点,注意白细胞间的比较。

血涂片:吉姆萨(Giemsa)染色或瑞氏(Wright)染色,如图 4-1-1～图 4-1-6 所示。

低倍:图 4-1-1 为低倍镜下血涂片,选白细胞居多的切面置于油镜下观察。

高倍/油镜:参考附图观察三种血细胞。

(1)红细胞(erythrocyte):直径约 7.5 μm,血细胞中数量最多;圆盘状,中间的部分较周边浅,细胞质着红色,无细胞核(图 4-1-2 中绿色箭头所示)。

(2)中性粒细胞(neutrophil):直径 10～12 μm,数量最多的白细胞;圆形,胞质着浅粉红色,其内含有细小均匀分布的颗粒(浅紫色为嗜天青颗粒,浅红色为特殊颗粒);核多为分叶核(2 叶或 3 叶居多),也可见不分叶的杆状核(图 4-1-2 中黑色箭头所示)。

(3)嗜酸性粒细胞(eosinophil):直径 10～15 μm,比中性粒细胞大,胞核多为 2 叶核,胞质内含有粗大的略带折光性的亮红色颗粒,均匀分布(图 4-1-3 中黑色箭头所示)。

(4)嗜碱性粒细胞(basophil):直径 10～12 μm,数量最少的白细胞;圆形,胞质着蓝色,胞质内有大小不等、分布不均的嗜碱性颗粒,着蓝紫色;胞核呈 S 形或不规则形,常被颗粒覆盖(图 4-1-4 中黑色箭头所示)。

(5)淋巴细胞(lymphocyte):数量较多,体积大小不等,以小淋巴细胞为多,直径 6～8 μm。小淋巴细胞的体积与红细胞大小相似,核呈圆形,浓缩呈团块,着深蓝色,一侧常见浅凹,胞质很少,呈一薄层包在核外,为蔚蓝色。中淋巴细胞直径 9～12 μm,胞核呈肾形或马蹄形,胞质稍多,有时可见少数染成紫红色的嗜天青颗粒;有时在淋巴组织(免疫系统将学习)中还可见大淋巴细胞,直径 13～20μm,但是不存在于血液中(图 4-1-5 中黑色箭头所示)。

(6)单核细胞(monocyte):体积在白细胞中最大,核多呈马蹄形或肾形,直径 14～20 μm,着色较淋巴细胞浅,胞质较多,被染成灰蓝色,胞质中有一些染成紫红色的嗜天青颗粒(图 4-1-6 中黑色箭头所示)。

(7)血小板(blood platelet):巨核细胞的细胞质片段,双凸圆盘状,直径 2～4 μm,是形状不规则的胞质块;体积小,着蓝紫色,中央色深(颗粒区)而周边色浅(透明区);常聚集成群,散在于其他血细胞间(图 4-1-3 与图 4-1-5 中绿色箭头所示)。

第五章 肌组织
(muscle tissue)

第一节 骨骼肌
(skeletal muscle)

目的:掌握骨骼肌纤维的形态特点,注意观察不同切面;绘图。

骨骼肌:苏木精-伊红染色(H.E.),如图 5-1-1 所示。

(1)低倍:纵切面骨骼肌纤维长短不一,呈带状,每一带状结构为一条骨骼肌纤维;横切面骨骼肌纤维为不规则的块状,大小区别不大。分别选纵、横切面置于高倍镜下观察。

(2)高倍:纵切面可见细胞核数目多,扁椭圆形,着深蓝色,位于肌纤维周边,紧贴肌膜内面沿骨骼肌纤维长轴排列;肌纤维内有明暗相间的横纹,其中深色的即暗带(A 带),浅色的即明带(I 带),Z 线及 H 带不可见。横切面可见骨骼肌纤维呈多边形或圆形,其内肌原纤维呈小点,常密集成小区,称孔海姆氏区;核数目不定,分布于周边。肌纤维间有少量结缔组织,即肌内膜。

第二节 心 肌
(cardiac muscle)

目的:掌握心肌纤维的形态特点,注意观察不同切面;与骨骼肌比较。

心肌:苏木精-伊红染色(H.E.),如图 5-2-1 和图 5-2-2 所示。

(1)低倍:纵切面心肌纤维呈短柱状,有分支,且互相连成网;横切面心肌纤维大小不等,形状不一。分别选纵、横切面置于高倍镜下观察[图 5-2-1(a)]。

(2)高倍:图 5-2-1(b)纵切面可见心肌纤维呈短柱状,分支互相连接成网。相邻心肌纤维连接处色深部位即闰盘(intercalated disc),苏木精-伊红染色中不易观察。核多为一个,位于肌纤维中央（偶见两个），核周围肌浆丰富，着色浅；肌原纤维及横纹均不及骨骼肌清晰。图 5-2-2 横切面可见心肌纤维大小不等，形状不一，有核的切面细胞核位于细胞中央，核周围着色浅，仔细观察可见肌丝束呈斑块状，大小不等；没有切到核的切面，核所在位置色浅或空白。

第三节　心肌闰盘
（intercalated disc）

目的：掌握心肌闰盘的形态与位置。

心肌闰盘：碘-苏木精染色，如图 5-3-1 所示。

（1）低倍：心肌纤维着浅蓝色，选纵切面在高倍镜下观察。

（2）高倍：相邻心肌纤维连接处着深蓝色的横线或阶梯状粗线，即闰盘（红色箭头所示），轻轻转动细调可更清晰。横纹隐约可见。

第四节　平滑肌
（smooth muscle）

目的：掌握平滑肌纤维的形态特点，注意观察不同切面；与骨骼肌与心肌纤维比较。

胃底：苏木精-伊红染色（H.E.），如图 5-4-1 所示。

（1）肉眼：标本中高低不平的一面为胃壁的腔面；另一面即外膜，外膜内着红色部分即肌层，将此处置于低倍镜下观察。

（2）低倍：图 5-4-1（a）中红色条状平行排列的是平滑肌纤维的纵切面；密集排列的红色团块是平滑肌纤维的横切面；切面大小介于两者之间的是平滑肌纤维斜切面。选择合适的部位置于高倍镜下观察。

（3）高倍：纵切面[图 5-4-1（b）中蓝色箭头所示]可见平滑肌纤维呈细长梭状，细胞间彼此交错，平行排列，无横纹；核呈椭圆形或杆状，位于细胞的中央，着色较浅。横切面[图 5-4-1（b）中绿色箭头所示]可见平滑肌纤维直径较小的，呈圆形或不规则形，大小不等；直径较大的，中央可见核。图 5-4-1（b）中红色箭头所示为斜切面。

第六章　神经组织
(nerve tissue)

第一节　神经元
（neuron）

目的:掌握神经元的形态结构特点,注意识别尼氏体、轴突(轴丘)、树突;绘图。

脊髓:天竺牡丹或甲苯胺蓝或苏木精-伊红染色(H.E.),如图 6-1-1 所示。

(1)肉眼:标本为脊髓横断面,中央灰质部分呈蝴蝶形(色深),将脊髓前角(较大)置于低倍镜下观察。

(2)低倍:寻找有突起、有核的大神经元,置于高倍镜下观察。

(3)高倍:神经元细胞胞体大,不规则形;核大而圆,色浅,核仁清楚。细胞质内的蓝色斑块状结构即尼氏体(Nissl body),布满核周质及树突内。轴突的起始部呈锥形(图 6-1-1 中红色箭头所示),无尼氏体,色浅,即轴丘(axon hillock)。

第二节　神经原纤维与突触小体
(neurofibril & synaptic knob)

目的:掌握神经原纤维与突触小体的形态分布。

脊髓:镀银,如图 6-2-1 所示。

(1)低倍:将脊髓灰质前角中有核大神经元置于高倍镜下观察。

(2)高倍:在神经元核周质(细胞核周围胞质)内可见深棕色的细丝,交织成网,并向突起中延伸,即神经原纤维(neurofibril),如图 6-2-1 中绿色箭头所示。在神经元胞体及突起的表面有时可见棕黑色带柄的小球状结构,即突触小体(synaptic knob),如图 6-2-1 中蓝色箭头所示。有时因镀银标本处理过程不充分而观察不到细丝，神经原纤维呈弥散的黄色，分布于核周质与突起中。

第三节　有髓神经纤维
（myelinated nerve fiber）

目的：掌握有髓神经纤维的形态结构特点；绘图。

神经干：苏木精-伊红染色（H.E.），如图 6-3-1 所示。

（1）肉眼：标本中长条状的是神经干的纵切面；圆形为神经干的横切面，分别置于低倍镜下观察。

（2）低倍：

①纵切面可见平行密集排列的红色线条状结构，即神经纤维。选纤维排列较清楚的部位置于高倍镜下观察。

②横切面可见一条神经干的横断，它由若干条粗细不等的神经束组成，整个神经干外包的结缔组织即神经外膜（epineurium）。其内的神经束呈圆形，由神经束膜（perineurium）包裹，束膜的外层是结缔组织，内层由多层扁平上皮组成，即上皮样细胞（epithelioid cell）。选一个神经束置于高倍镜下观察。

（2）高倍：

①纵切面中一条有髓神经纤维可见三条平行的线，中间较粗者即轴突（axon），如图 6-3-1（a）中绿色箭头所示；两侧较细者即神经膜（neurolemma），如图 6-3-1（a）中黑色箭头所示；轴突与神经膜之间即髓鞘（myelin sheath）。髓鞘中的类脂在染色中被溶解故而为灰白色，仅见残留的网状蛋白质，着红色。沿着神经纤维寻找，图 6-3-1（a）中红色箭头所示即朗飞结（Ranvier node），此处是相邻两神经膜细胞交界处，髓鞘中断，轴突明显。图 6-3-1（a）中白色细箭头所示即神经膜细胞（施万细胞）的细胞核。

②横切面为神经束的一部分，周围可见神经束膜中的上皮样细胞［图 6-3-1（b）中绿色箭头所示］。神经束中每一个小圆圈，即一条神经纤维［图 6-3-1（b）中红色箭头所示］。神经纤维的周边即神经膜，有时可见神经膜细胞核；神经纤维中间的蓝紫点即轴突，其与神经膜之间的空隙为髓鞘所在处，其内红色网状结构即残留蛋白质网。神经纤维之间的少量结缔组织，即神经内膜。

第四节　肌间神经丛
（intermuscle nerve plexus）

目的：掌握神经元的形态结构特点（示教）

肌间神经丛铺片:镀银,如图 6-4-1 所示。

(1)低倍:将细胞体较清晰、胞突较多的神经元置于高倍镜下观察。

(2)高倍:神经元细胞体呈椭圆形或锥体形,胞核清晰,色浅。核仁圆形,色深,位于胞核中央。核周体中可见许多交织成网的神经原纤维和着深色的呈小斑块的尼氏体。从胞体中发出的突起大部分为树突,其内的组成与胞体一致;有时还可观察到轴突,其胞体起始处膨大,着色浅,内无尼氏体,称轴突。

第五节 施-蓝切迹
(Schmidt-Lantermann incisure)

目的:掌握施-蓝切迹的形态结构特点(示教)。

神经纤维:撕片,硝酸银浸染,如图 6-5-1 所示。

(1)低倍:寻找一条长而粗的神经纤维,置于高倍镜下观察。

(2)高倍:有髓神经纤维的轴突呈浅黄色,髓鞘着黑色,其内有不着色或浅色的漏斗形斜裂,为外侧胞质间穿越髓鞘的狭窄通道,即施-蓝切迹或髓鞘切迹(incisure of myelin)。髓鞘的边缘有时可见施万细胞的核轮廓、细胞质及神经膜。

第六节 触觉小体与环层小体
(tactile corpuscle & lamellar corpuscle)

目的:掌握触觉小体与环层小体的形态结构特点,注意分布位置。

手指皮肤:苏木精-伊红染色(H.E.)。

1. 触觉小体(图 6-6-1 所示)

(1)低倍:真皮紧靠表皮的基底膜,有一些部位可突入表皮间,着色浅,纤维呈细小的束,细胞成分较多,称为真皮乳头层。将此部位置于高倍镜下观察。

(2)高倍:部分乳头内可见毛细血管(后续学习),称为血管乳头;部分乳头内可见卵圆形有背囊的神经末梢,即触觉小体[图 6-6-1(b)中箭头所示],此种乳头称为神经乳头。触觉小体的长轴与皮肤表面垂直,其内可见横列的扁平细胞,外包结缔组织背囊,并与周围结缔组织相连。苏木精-伊红染色不可见神经纤维末梢。

2. 环层小体(图 6-6-2 所示)

(1)低倍:真皮再往深层,纤维束粗大,纵横交织成网,细胞较少,称为真皮网织层,即典型的不规则致密结缔组织。真皮网织层下方含有脂肪组织、神经束、血管等，称为皮下组织。将此部位置于高倍镜下观察。

（2）高倍：皮下组织内可见圆形或椭圆形的小体，中央有一条均质状的圆柱体，周围是多层同心圆排列的扁平细胞，即环层小体[图 6-6-2（b）中箭头所示]。

第七节　运动终板
（motor end plate）

目的：掌握运动终板的形态结构特点，注意观察标本中的骨骼肌纤维。

骨骼肌纤维：压片，氯化金染色，如图 6-7-1 所示。

（1）低倍：骨骼肌纤维着紫色，横纹可见。运动神经纤维的轴突呈黑色，反复分支，分支末端膨大。选一着色浅的区域置于高倍镜下观察。

（2）高倍：运动神经纤维末端分成若干爪状细支，膨大成球形，形似一簇花蕾紧贴在一骨骼肌纤维上，即运动终板[图 6-7-1（b）中箭头所示]，包括神经末梢与骨骼肌纤维两部分。

第七章 神经系统
(the nervous system)

第一节 大脑皮质
(cerebral cortex)

目的:掌握大脑皮质的形态结构特点,确定分子层、外颗粒层、内锥体细胞层、多形细胞层的位置;绘图。

大脑:苏木精-伊红染色(H.E.),如图 7-1-1 所示。

(1)肉眼:标本中凹凸不平、着色浅的是大脑皮质;着色较深的是白质,二者界限不清。将着色浅的区域置于低倍镜下观察。

(2)低倍:表面由薄层结缔组织构成的即软脑膜,可见丰富的小血管(有的已脱落)。软脑膜下即大脑皮质(灰质),其下面即大脑髓质(白质)。

①大脑皮质(灰质):由多种神经元(多级神经元)、神经纤维和神经胶质细胞组成。大脑皮质中的多级神经元分三种类型,即锥体细胞、颗粒细胞和梭形细胞。皮质一般分成六层,由表及里分别为分子层、外颗粒层、外锥体细胞层、内颗粒层、内锥体细胞层、多形细胞层。

(a)分子层(molecular layer):神经元少且小,主要是水平细胞和星形细胞;此层组分多为神经纤维,多与皮质表面平行。

(b)外颗粒层(external granular layer):细胞较密集,主要由颗粒细胞与少量小锥体细胞组成。

(c)外锥体细胞层(external pyramidal layer):较厚,主要由中小型锥体细胞组成,以中型为主。

(d)内颗粒层(internal granular layer):很薄,细胞密集,主要由颗粒细胞组成。

(e)内锥体细胞层(internal pyramidal layer):细胞分布松散,主要由大中型锥体细胞组成。

(f)多形细胞层(polymorphic layer):以梭形细胞为主,还有锥体细胞和上行轴突细胞。

②髓质(白质):位于皮质深层,与皮质分界不清,由神经胶质细胞和神经纤维组成。

(3)高倍:内锥体层可见锥体细胞[图 7-1-1(b)中箭头所示],胞体为锥形,核大,位于胞体中央。其胞体顶部发出一条较粗的树突,称为顶树突,伸向皮质,并发出许多小分支;胞体基部发出的水平走向突起称为基树突；胞体底部发出的突起即轴突，与顶树突对应。H.E.标本中突起多数未显示。

第二节　小脑皮质
（cerebellar cortex）

目的：掌握小脑皮质的形态结构特点，分辨分子层、浦肯野细胞层、颗粒层；绘图。

小脑：苏木精-伊红染色（H.E.），如图 7-2-1 所示。

（1）肉眼：标本中最外侧着粉色部分为小脑皮质的分子层，呈树支状；向内着蓝紫色部分为小脑皮质的浦肯野细胞层与颗粒层；蓝紫色向内的粉色部分即小脑髓质（白质）部分。将小脑皮质分子层部分置于低倍镜下观察。

（2）低倍：被覆在小脑皮质表面，由薄层结缔组织构成的即软脑膜，可见丰富的小血管。软脑膜下即小脑皮质（灰质），其下面即小脑髓质（白质）。

①小脑皮质：由表及里分三层，即分子层、浦肯野细胞层、颗粒层。

（a）分子层（molecular layer）：较厚，细胞成分稀少，主要类型为星形细胞与篮状细胞；此层含大量神经纤维。

（b）蒲肯野细胞层（Purkinje cell layer）：由一层蒲肯野细胞胞体组成，胞体呈梨状。由胞体顶部发出两三条粗的主树突伸入分子层内，H.E.标本中仅能看见胞体部分。

（c）颗粒层（granular layer）：主要由密集颗粒细胞与一些高尔基细胞组成。

②髓质（白质）：颗粒层深部为小脑髓质，由神经纤维和神经胶质细胞组成。

（3）高倍：详细观察蒲肯野细胞胞体形态［图 7-2-1（b）中箭头所示］。

第三节　脊神经节
（spinal ganglion）

目的：掌握脊神经节的形态结构特点，注意节细胞体的分布。

脊神经节：苏木精-伊红染色（H.E.），如图 7-3-1 所示。

（1）低倍：结缔组织被膜包裹着大量节细胞（假单极神经元），胞体多集中在神经节的周边，并被神经纤维束分隔成群。节细胞大小不等，着色深浅不一。这一点是其与交感神经节之间的明显区别之一。

（2）高倍：节细胞胞体为圆形或卵圆形，较清晰的节细胞中可见细胞核大，圆，居中，着色浅，核仁明显；胞质丰富，尼氏体呈细颗粒状分布。节细胞周围包绕着一层小型细胞，其核为椭圆形或圆形,着色深,胞质少,此即卫星细胞或称为被囊细胞[图 7-3-1(b)中红色箭头所示]。节细胞胞体与卫星细胞之间常见的空白间隙是固定后细胞收缩而成的。节细胞群之间的神经纤维多为有髓神经纤维。

第四节　交感神经节
（sympathetic ganglion）

目的:掌握自主神经节的形态结构特点,注意与脑脊神经节比较。

交感神经节:苏木精-伊红染色(H.E.),如图 7-4-1 所示。

(1)低倍:外包有结缔组织,节细胞为多级神经元。节细胞胞体较小,被神经纤维分隔,散在分布。这一点是其与脊神经节之间的明显区别之一。

(2)高倍:节细胞核常偏于细胞的一侧,部分细胞有双核;尼氏体呈颗粒状,分布均匀。卫星细胞[图 7-4-1(b)中红色箭头所示]较少,不完全地包裹神经细胞胞体。节内的神经纤维多为无髓神经纤维。

第八章　循环系统
（the circulatory system）

第一节　中动脉和中静脉
（medium-sized artery ＆ medium-sized vein）

目的：掌握中动脉与中静脉的形态结构特点，注意两种血管三层结构间的区别；绘图（中动脉）。

中动脉和中静脉（横切面）：苏木精-伊红染色（H.E.）。

1. 中动脉

（1）低倍：区别相互伴行的动脉和静脉，其中，动脉管壁厚，管径较规则，多呈圆形或扁圆形。参照图 8-1-1（a），从内向外依次辨认内膜（薄）、中膜（厚）、外膜（厚）及外弹性膜（1——内膜，2——中膜，3——外膜，4——外弹性膜）。

（2）高倍：

①内膜（tunica intima）：分内皮、内皮下层与内弹性膜三层。

（a）内皮（endothelium）：细胞界限不明显，仅能看见蓝紫色的细胞核。内皮常随内弹性膜的起伏而成皱折状。

（b）内皮下层（subendothelial layer）：很薄的结缔组织，不明显。

（c）内弹性膜（internal elastic membrane）：很明显，由弹性蛋白组成，着亮红色，呈波浪状，此为中膜与内膜的分界［图 8-1-1（b）中红色箭头所示］。

②中膜（tunica media）：由多层环行排列的致密平滑肌纤维构成。平滑肌纤维的杆状核有时呈扭曲状，核的周围有少量红色的胞质。平滑肌纤维之间有少量结缔组织纤维。因平滑肌纤维组成中膜，故中动脉称为肌性动脉。

③外膜（tunica adventitia）：由疏松结缔组织组成，与周围组织无明显界限。在中膜与外膜间有断续的外弹性膜（external elastic membrane），但不及内弹性膜明显［图 8-1-1（b）中蓝色箭头所示］。

2. 中静脉

(1)低倍:静脉壁薄、腔大,在制片过程中塌陷导致形状不规则。参照图 8-1-2,从内向外依次辨认内膜(薄)、中膜(薄)、外膜(厚),图中 1——内膜,2——中膜,3——外膜。

(2)高倍:

①内膜(tunica intima):腔面衬一层内皮,内皮下为少量结缔组织,无内弹性膜。

②中膜(tunica media):较伴行的动脉薄,由几层排列较松散的环行平滑肌纤维构成,肌纤维间为结缔组织。

③外膜(tunica adventitia):由结缔组织构成,无明显外弹性膜,结缔组织中可见纵行平滑肌纤维束[由 8-1-2(b)中红色箭头所示],这是静脉区别于动脉的主要特点之一。

第二节　大动脉
（large artery）

目的:掌握大动脉的形态结构特点。

1. 大动脉

苏木精-伊红染色(H.E.),如图 8-2-1 所示。

(1)低倍:参照图 8-2-1(a),内膜较厚,色较浅(图中 1);中膜最厚,着色深,与内膜无明显界限(图中 2);外膜厚薄不一,着色浅,并常缺失(图中 3)。将三层膜分别置于高倍镜下观察。

(2)高倍:参照图 8-2-1(b)。

①内膜(tunica intima):包括内皮与内皮下层;内皮下层较中动脉明显增厚,除可见结缔组织纤维外,在近中膜处有时可见纵行的胶原纤维与少量的平滑肌纤维。

②中膜(tunica media):最厚,由 40~70 层同心圆排列的呈波浪状的浅亮红色弹性膜组成,其间有弹性纤维、环形平滑肌纤维及胶原纤维[图 8-1-1(b)中绿色箭头所示]。

③外膜(tunica adventitia):较薄,由疏松结缔组织构成,外弹性膜不明显,常含有纵向螺旋状排列的胶原纤维束与弹性纤维、成纤维细胞、少量平滑肌纤维、营养血管、脂肪细胞等。

2. 大动脉

地衣紫染色,如图 8-2-2 所示。

(1)低倍:参照图 8-2-2(a),可见内膜(图中 1)、中膜(图中 2)、外膜(图中 3)。将中膜置于高倍镜下观察。

(2)高倍:参照 8-2-2(b),深蓝色的粗条纹即弹性膜,位于其间的蓝色细丝为弹性纤维,在这种染色中平滑肌纤维的细胞核不可见。

第三节 心脏壁

（heart wall）

目的：掌握心脏壁的形态结构特点。

左心壁：苏木精-伊红染色（H.E.），如图 8-3-1 和图 8-3-2 所示。

（1）肉眼：标本多为左心壁纵切面，壁厚部分为左心室，壁薄部分为左心房，在心室与心房交界处的一侧可见冠状血管或其分支；另一侧有房室瓣（呈细带状）的根部附着，凭此可区分心脏壁内外表面。

（2）低倍：心脏壁的三层膜即心内膜［图 8-3-1（a）中蓝色箭头所示］、心肌膜［图 8-3-1（a）蓝色三角形所示］、心外膜［图 8-3-1（a）中红色三角形所示］。心内膜薄，色浅；心肌膜最厚，色深红；心外膜常含有脂肪组织，色浅。将三层膜分别置于高倍镜下观察。

（3）高倍：

①心内膜（endocardium）：由内皮与内皮下层组成。最内层为内皮，内皮外着红色部分为结缔组织组成的内皮下层。内皮下层分为近内皮的内层，较薄，为致密结缔组织；近心肌膜的外层，疏松结缔组织，含小血管与神经，称为心内膜下层（subendocardial layer）。心室的心内膜下层含有染成浅粉红色的心脏传导系统的分支，即浦肯野纤维［图 8-3-1（b）中蓝色箭头所示］。浦肯野纤维较心肌纤维粗、短，形状常不规则，有 1 个或 2 个细胞核；胞质内含丰富的线粒体与糖原，但肌原纤维少，故苏木精-伊红染色浅。

②心瓣膜（cardiac valve）：由心内膜向腔内折叠而成，腔内衬有内皮，中间层为致密结缔组织（图 8-3-2 所示）。

③心肌膜（myocardium）：由不同走向的心肌纤维组成。心肌纤维集合成束，分层排列，不易分辨；纤维间毛细血管丰富。可以观察到心肌纤维的不同切面，复习分辨横切面、纵切面与斜切面。

④心外膜（epicardium）：外表面覆盖单层扁平上皮，即间皮，深部为结缔组织，其中含有血管、神经及数量不定的脂肪细胞等。

第九章　免疫系统
(the immune system)

第一节　胸腺(thymus)

目的:掌握胸腺的形态结构特点,注意观察胸腺小体的构成与位置。

小儿胸腺:苏木精-伊红染色(H.E.),如图9-1-1和图9-1-2所示。

(1)低倍:外包有薄层结缔组织的被膜,被膜伸入胸腺内形成小叶间隔,将胸腺分成许多不完全的小叶。每个小叶分为周边的皮质(图9-1-1中黑色三角形所示)和中央的髓质(图9-1-1中红色三角形所示),相邻小叶间髓质相互连续,即胸腺的实质包括皮质与髓质两部分。皮质内胸腺细胞密集,着色深;髓质内含较多的上皮细胞,着色浅。髓质中可见大小不等的浅红色结构,即胸腺小体(thymus corpuscle)。将皮质、髓质分别置于高倍镜下观察。

(2)高倍:

①皮质(cortex):由密集的胸腺细胞和少量的胸腺上皮细胞组成。胸腺细胞(不同分化发育阶段的T细胞)体积小,圆形;核染色深;胞质少,嗜碱性染色。胸腺上皮细胞散在分布于被膜下与胸腺细胞之间,形状分别以扁平状与星形常见;胞质较多;核卵圆形、染色浅,核仁明显。

②髓质(medulla):胸腺上皮细胞较多,多边形,胞体较大(图9-1-2中绿色小箭头所示)。还有少量初始T细胞与巨噬细胞。胸腺小体(图9-1-2中绿色大箭头所示)是髓质特征性结构,散在分布,由胸腺上皮细胞同心圆状排列而成。其外周上皮细胞核明显,近中心处上皮细胞核逐渐退化,含较多角蛋白;中心处上皮细胞完全角化,呈强嗜酸性,还可见细胞崩解呈碎块,也可出现嗜酸性粒细胞浸润。

第二节　淋巴结
（lymph node）

目的：掌握淋巴结的形态结构特点，注意观察生发中心、淋巴窦、毛细血管后微静脉。

淋巴结：苏木精-伊红染色（H.E.），如图9-2-1～图9-2-3所示。

（1）低倍：外包有薄层致密结缔组织组成的被膜，其内可见输入淋巴管（afferent lymphatic vessel），该管穿过被膜与被膜下淋巴窦相通［图9-2-1（a）中黄色粗箭头所示］。淋巴结一侧凹陷称为门部，此处有较疏松的结缔组织、血管、神经与输出淋巴管（efferent lymphatic vessel）。被膜与门部结缔组织伸入实质形成小梁（trabecula），构成淋巴结的粗支架［图9-2-1（a）中黄色细箭头所示］；其间填充的网状组织构成淋巴结的微细支架。

淋巴结实质部分包括位于被膜下的皮质与中央的髓质。

①皮质（cortex）：由浅层皮质、副皮质区、皮质淋巴窦构成。淋巴小结和其间的薄层弥散淋巴组织构成浅层皮质（superfacial cortex）。淋巴小结（lymphoid）依其免疫功能程度不同而分为初级淋巴小结与次级淋巴小结。发育较好的次级淋巴小结呈长圆形和椭圆形，有明显的边界。小结中央色浅，为生发中心（germinal center）［图9-2-1（a）中蓝色圆形所示］；生发中心内侧着色较深的为暗区［图9-2-1（a）中蓝色箭头所示］；外侧着色较浅的为明区［图9-2-1（a）中红色圆形所示］。在淋巴小结近被膜一侧，由密集的小淋巴细胞构成小结帽，常成新月形［图9-2-1（a）中绿色箭头所示］。弥散淋巴组织存在于淋巴小结之间和近被膜下淋巴窦处。位于淋巴小结与髓质之间的一大片弥散的淋巴组织即副皮质区（paracortical zone），其与髓质无明显界限，主要由T淋巴细胞组成，又称为胸腺依赖区（thymus dependent area）［图9-2-1（a）中黑色三角形所示］。其内含有毛细血管后微静脉（postcapillary venule），可在高倍镜下重点观察。在被膜下及小梁周边比较疏松处可见皮质淋巴窦（cortical sinus），包括被膜下窦与小梁周窦，结构组成需在高倍镜下观察。

②髓质（medulla）：位于淋巴结中间，由髓索（medullary cord）与髓窦（medullary sinus）组成。淋巴细胞密集排列成不规则的索状，并分支互相连接成髓索［图9-2-1（a）中白色箭头所示］。在髓索之间或髓索与小梁之间的结构疏松部位为髓窦［图9-2-1（a）中白色三角形所示］。

（2）高倍：

①皮质淋巴窦：包括被膜下淋巴窦及小梁周窦。窦壁内衬内皮，窦腔内含有星状内皮细胞，胞体较大，多突起，胞质多，着红色，胞核较大，着色浅；还可见巨噬细胞及淋巴细胞等。图9-2-1（b）中黑色箭头所示即被膜下淋巴窦。

②次级淋巴小结：包括暗区、明区与小结帽。暗区［图9-2-1（b）中蓝色箭头所示］由体积较大的B淋巴细胞与Th细胞组成；B淋巴细胞的核大而圆，色浅，常见数个核仁，核圆，胞质丰富，有较强的嗜碱性。明区［图9-2-1（b）中红色圆形所示］可见中等大小的B淋巴细胞、滤泡树

突状细胞与巨噬细胞;巨噬细胞内常见被吞噬的已变性的淋巴细胞核。小结帽处[图 9-2-1(b)中绿色箭头所示]多为一层密集的小淋巴细胞。

③毛细血管后微静脉:位于副皮质区(图 9-2-2 中黑色三角形所示),其特点是管腔明显,内皮呈立方或矮柱状,常见淋巴细胞穿越管壁现象(图 9-2-2 中绿色箭头所示)。

④髓质:髓索主要由 B 淋巴细胞、浆细胞和巨噬细胞组成。其周围由扁平的内皮细胞围成的淋巴窦,即髓窦(图 9-2-3 中红色箭头所示),窦内有星形内皮细胞、巨噬细胞和淋巴细胞。

第三节　脾　脏
(spleen)

目的:掌握脾脏的形态结构特点,注意观察中央动脉、动脉周围淋巴鞘、脾小体、脾血窦;绘图。

脾脏:苏木精-伊红染色(H.E.);绘图,如图 9-3-1 和图 9-3-2 所示。

(1)低倍:由致密结缔组织和散在的平滑肌纤维构成较厚被膜[图 9-3-1(a)中蓝色箭头所示],表面覆有间皮;被膜伸入实质形成粗大的小梁[图 9-3-1(a)中黑色箭头所示],内含小梁动静脉,构成脾脏的粗支架;其间的网状组织构成脾脏的微细支架。

脾脏的实质部分包括散在分部的浅色白髓与偏深红色的红髓。

(2)高倍:

①白髓(white pulp):包括动脉周围淋巴鞘和淋巴小结及边缘区(marginal zone)。环绕在中央动脉[central arteriole,图 9-3-1(b)中绿色箭头所示]周围的厚层淋巴组织即动脉周围淋巴鞘(periarterial lymphatic sheath),主要组成为 T 淋巴细胞,故又称为胸腺依赖区[图 9-3-1(b)中黄色箭头所示]。动脉周围淋巴鞘的另一侧即淋巴小结,又称为脾小体(splenic corpuscle),主要由 B 淋巴细胞组成,也可见生发中心的明区和暗区及帽区[图 9-3-1(b)中黑色三角形所示]。边缘区位于红髓与白髓之间,淋巴细胞较白髓少但比脾索密集,并混有少量血细胞;一些版本的教材将其作为脾脏的独立部分讲述。

②红髓(red pulp):占实质大部分,分布于被膜下、小梁周边及边缘区外侧,由脾血窦(splenic sinus)和脾索(splenic cord)构成。

(a)脾血窦:形态不规则,多成裂隙状,有时可见内皮细胞核突入窦腔,腔内含有血细胞(图 9-3-2 中红色三角形所示)。

(b)脾索:位于脾窦之间,由不规则索状淋巴组织构成,富含血细胞。在脾索中可见髓微动脉,管径很小,内皮外有 1 层或 2 层平滑肌细胞。

第四节 腭扁桃体

（palatine tonsil）

目的：了解腭扁桃体的形态结构特点。

腭扁桃体：苏木精-伊红染色（H.E.），如图 9-4-1 所示。

（1）肉眼：标本的一边着蓝紫色的即上皮，上皮深面的一些蓝色团块为淋巴组织；另一边染成红色的即扁桃体底部被膜。

（2）低倍：复层扁平上皮向固有层深陷形成隐窝（crypt）。隐窝（图 9-4-1 中绿色箭头所示）周围固有层内有许多淋巴小结和弥散淋巴组织，隐窝深处的复层扁平上皮内含有大量淋巴细胞、浆细胞、巨噬细胞等。

第十章 皮 肤
（skin）

第一节 手指皮
（finger skin）

目的：掌握手指表皮的形态结构特点；绘图。

手指皮：苏木精-伊红染色（H.E.），如图 10-1-1 所示。

（1）肉眼：标本中着红色部分相当于表皮的角质层；蓝紫色部分相当于表皮的基底与多边形细胞层；浅红色部分为真皮及皮下组织。

（2）低倍：色深的部分为表皮；色浅的部分为真皮。表皮与真皮交界处可见排列紧密的一列矮柱状细胞，为表皮基底层（图 10-1-1 中绿色箭头所示），染成蓝紫色的部分为表皮的最深层，即表皮与真皮的分界。参考第一章附图中角化的复层扁平上皮与第二章附图中不规则致密结缔组织的低倍图观察。

（3）高倍：

①表皮（epidermis）：从基底至表面分为五层。

（a）基底层（stratum basale）：又称生发层（图 10-1-1 中绿色箭头所示），与真皮乳头层相贴，为一层立方或矮柱状的细胞；胞核圆或卵圆形，色深；胞质较少，呈强嗜碱性。

（b）棘层（stratum spinosum）：位于基底层上方，厚薄不一，多由 4～10 层细胞组成（图 10-1-1 中绿色三角形所示）。细胞较大，呈多边形，近颗粒层细胞渐变扁平。暗视野下可见细胞向四周渗出许多细短的突起，故而称为棘细胞；细胞核圆或卵圆形，胞质丰富，弱嗜碱性。此层可见真皮乳头断面。

（c）颗粒层（stratum granulosum）：位于棘层上方，由 3～5 层较扁平的梭形细胞构成（图 10-1-1 中红色箭头所示）。细胞长轴与表皮平行。在苏木精-伊红染色的标本中，细胞的主要特点是细胞内含有强嗜碱性的、大小不等的、形状不规则的透明角质颗粒（keratohyalin granule）；核着色较浅。

(d)透明层(stratum lucidum):位于颗粒层上方,由几层扁平细胞组成,细胞界限不清,呈红色透明均质状,强嗜酸性;胞核与细胞器消失(图10-1-1中黑色箭头所示)。此层仅在无毛厚表皮中可见,本标本中有时也不易观察到。

(e)角质层(stratum corneum):位于透明层上方,较厚,由多层扁平的角质细胞组成(图10-1-1中蓝色三角形所示)。细胞界限不清,红色均质状;胞核与细胞器已消失,是完全角化的死细胞。此层常见呈螺旋状的空隙,为汗腺导管。

②真皮(dermis):位于表皮下面,分两层。

(a)乳头层(papillary layer):位于表皮基底层下方,由薄层结缔组织组成,胶原纤维与弹性纤维较细,着色较浅;细胞较多。此层向表皮凸入形成真皮乳头,有些乳头内可见触觉小体与毛细血管。

(b)网织层(reticular layer):位于乳头层下方,由致密结缔组织组成,胶原纤维束较粗大,着色较红,排列不规则;其间有许多弹性纤维。

③皮下组织(hypodermis):由疏松结缔组织组成,含有大量的脂肪细胞。此层可见环层小体,有时还可见上皮细胞围成的管状汗腺;其中分泌部是由着色浅的单层锥形细胞围成;汗腺导管是由两层染色较深的立方上皮细胞构成。

第二节 头 皮
(scalp)

目的:掌握皮肤附属器的形态结构特点。

头皮:苏木精-伊红染色(H.E.),如图10-2-1～图10-2-3所示。

(1)低倍:表皮较薄,图10-2-1中绿色箭头所示为表皮的基底层;绿色三角形所示为表皮的棘层。部分位置的表皮下陷形成毛囊,内含毛(hair),由角化的上皮细胞构成。毛分为露出皮肤表面部分的毛干(hair shaft)与埋在皮肤内的毛根(hair root)。图10-2-2(a)中黑色三角形所示为包绕毛根的毛囊(毛根没有切到);毛根旁红色三角形所示为皮脂腺(sebaceous gland);紫色箭头所示为立毛肌(arrector pili muscle)。图10-2-3(a)中绿色三角形所示为毛根;其外包有毛囊(hair follicle),由内层上皮性根鞘(绿色箭头所示)和外层的结缔组织根鞘(蓝色箭头所示)构成;黑色箭头所示为毛根与毛囊下端形成的一球形膨大,即毛球(hair bulb);红色箭头所示为毛乳头(hair papilla)。

(2)高倍:

①毛球:毛发及毛囊的生长点;其上皮细胞称毛母质细胞(hair matrix cell),分裂活跃,可增殖分化为毛根与上皮性根鞘;毛母质细胞间有许多黑素细胞,其胞体和突起内含有较多的黑素颗粒,图10-2-3(b)中绿色箭头所示即毛母质细胞。毛球底面向内凹陷容纳毛乳头[图10-2-3(b)中红色箭头所示],毛乳头(hair papilla)内含有血管和神经的结缔组织,着色浅。

②皮脂腺:位于毛囊与立毛肌之间,泡状腺[图10-2-2(b)中红色三角形所示]。腺泡中央部细胞大,多边形,色浅,核固缩,位于细胞中央;周围部分为一层较扁的体积较小的多边形细胞,着色较深,即基细胞。有的皮脂腺的导管可见,由复层扁平细胞围成,开口于毛囊上段,导管短。

③立毛肌:位于皮脂腺一侧的斜行平滑肌束[图10-2-2(b)中紫色箭头所示],一端附于毛囊结缔组织根鞘上,另一端终止于真皮乳头层。

第三节　体　皮
（skin）

目的:掌握外泌汗腺的形态结构特点。

体皮:苏木精-伊红染色(H.E.),如图10-3-1～图10-3-3所示。

(1)低倍:表皮较薄(图10-3-1所示)。真皮及皮下可见外泌汗腺(eccrine sweat gland),又称为局泌汗腺(merocrine sweet gland)或小汗腺。

(2)高倍:图10-3-2中红色三角形所示即外泌汗腺。分泌部(secretory portion)盘曲成团,管腔较小;腺上皮由1层或2层锥体形或立方形的细胞围成,核圆形,靠近基底部;胞质色浅(图10-3-3中红色三角形所示);腺细胞与基膜之间有肌上皮细胞(图10-3-3中黑色箭头所示)。导管部(duct portion)由两层染色较深的立方上皮细胞构成,断面小,开口于皮肤表面(图10-3-3中绿色箭头所示)。

第十一章　眼与耳
（eye & ear）

第一节　眼　球
（eye ball）

目的：掌握眼球壁的形态结构特点（角膜、虹膜、睫状体、视网膜）；绘图（角膜、视网膜）。

眼球：苏木精-伊红染色（H.E.），如图 11-1-1～图 11-1-5 所示。

（1）肉眼：按照教科书上的简图识别眼球壁前后、角膜、瞳孔等部分。

（2）低倍：由前到后、由外到内分清下列各层的位置，并观察其结构（图 11-1-1）。

①纤维膜（fibrous tunica）：

（a）角膜（cornea）：位于眼球壁前部，染成粉红色，表面有上皮；正常无血管，富含神经末梢（H.E.不显色）。

（b）巩膜（sclera）：位于眼球壁后部，与角膜相延续，由致密结缔组织组成，含少量血管、神经和色素细胞；其前部表面被覆球结膜。角膜与巩膜移行处称角膜缘或角巩膜缘（corneoscleral limbus）。

②血管膜（vascular tunica）：

（a）虹膜（iris）：位于角膜与晶状体之间的环状薄膜，外缘与睫状体相连，中央有圆形瞳孔。

（b）睫状体（ciliary body）：位于巩膜内面、虹膜后方，眼球矢状切面呈三角形，向前与虹膜根部相连，向后与脉络膜相移行。其前内侧有许多突起，称睫状突；睫状突上有细丝状睫状小带连于晶状体上。

（c）脉络膜（choroid）：位于巩膜与视网膜两层之间。

③视网膜（Retina）：位于脉络膜内面，由四层细胞组成，与视网膜的盲部在锯齿缘处移行 [图 11-1-5（a）所示]。

④晶状体（lens）：位于虹膜后方，红色椭圆形，其外有均质状薄膜，称晶状体囊（lens capsule）。

（3）高倍：

①角膜：由前向后分五层，如图 11-1-2 所示。

（a）角膜上皮（corneal epithelium）：未角化的复层扁平上皮，有 5 层或 6 层细胞，基部平坦，无乳头。在角膜缘，上皮与球结膜上皮相移行。

（b）前界层（anterior limiting lamina）：由胶原原纤维和基质构成的一层均质状的透明薄膜，染成淡红色。

（c）角膜基质（corneal stroma）：多层胶原原纤维平行排列，纤维之间有蓝色的成纤维细胞核。

（d）后界层（posterior limiting lamina）：为一层较前界层薄的均质膜，其结构与染色与前界层相同。

（e）角膜内皮（corneal endothelium）：为单层扁平上皮，与后界层紧贴。

②巩膜：胶原纤维束间可见成纤维细胞与少量色素细胞。

（a）巩膜静脉窦（scleral venous sinus）：位于角膜缘内侧一环行小管，管壁由内皮、不连续基膜与薄层结缔组织组成（图 11-1-3 中绿色箭头所示）。

（b）小梁网（trabecular meshwork）：位于巩膜静脉窦内侧的网格状结构，由小梁与小梁间隙构成（图 11-1-3 中蓝色箭头所示）。小梁是以胶原纤维为轴心，表面被覆小梁细胞（内皮）的结构；小梁间隙与巩膜静脉窦相通。

（c）巩膜距（scleral spur）：位于巩膜静脉窦内侧，巩膜结缔组织略向前突起形成的一环行隆起的嵴结构（图 11-1-3 中红色箭头所示）。

③虹膜：由前向后分三层，如图 11-1-3 中红色三角形所示。

（a）前缘层（anterior border layer）：由一层不连续的成纤维细胞和色素细胞及少量胶原原纤维组成，与角膜内皮相连续。

（b）虹膜基质（iris stroma）：为富含血管和色素细胞的疏松结缔组织。

（c）虹膜上皮（iris epithelium）：由前后两层细胞组成，细胞界限不清楚，属于视网膜盲部。前层细胞分化为肌上皮细胞，其中环绕瞳孔周围排列的称瞳孔括约肌（图 11-1-3 中黑色箭头所示）；以瞳孔为中心呈放射状排列的称瞳孔开大肌。后层细胞为单层立方色素上皮，充满黑色素颗粒。

④睫状体：从外向内可分三层，图 11-1-3 中蓝色三角形所示。

（a）睫状肌（ciliary muscle）：位于外侧，包括起自巩膜距的放射状与纵行平滑肌和位于睫状体前部的环形平滑肌。

（b）睫状基质（ciliary stroma）：位于睫状肌内侧，为富含血管的结缔组织。

（c）睫状体上皮（ciliary epithelium）：由两层立方形上皮细胞构成，属于视网膜盲部（图 11-1-3 中黄色箭头所示）。外层为色素细胞，在锯齿缘附近与视网膜色素上皮相连续；内层为非色素细胞，分泌房水。

⑤脉络膜：衬于巩膜内面，为富含色素细胞及血管的结缔组织，其内侧为一层玻璃膜，与视网膜上皮紧贴［图 11-1-5（b）中红色三角形所示］。

⑥视网膜：由外向内主要观察四层细胞，如图11-1-5（b）所示。

（a）色素上皮细胞（pigment epithelial cell）：位于视网膜最外层，其向外为眼球壁的脉络膜[图11-1-5（b）中红色三角形所示]与巩膜[图11-1-5（b）中蓝色三角形所示]。色素上皮细胞是单层矮柱状黑色素上皮细胞，基底部附着于玻璃膜上，顶部与视细胞接触[图11-1-5（b）中绿色细箭头所示]。

（b）视细胞（visual cell）：又称感光细胞（photoreceptor cell），包括视杆细胞与视锥细胞。视杆细胞呈细杆状，核深染呈椭圆形；视锥细胞较粗，呈锥状，核较大浅染。视细胞的细胞核位于经典讲述的视网膜十层结构中的外核层[图11-1-5（b）中绿色三角形所示]。

（c）双极细胞（bipolar cell）：连接视细胞与节细胞的纵向联络神经元，细胞核较大，细胞体位于经典讲述的视网膜十层结构中的内核层[图11-1-5（b）中绿色圆形所示]，该层还有其他中间神经元的胞体。

（d）节细胞层（ganglion cell layer）：图11-1-5（b）中绿色粗箭头所示。节细胞树突与双极细胞突触连接，轴突汇聚构成视神经。

⑦视神经乳头（papilla of optic nerve）：又称视盘（optic disc），是视网膜节细胞的轴突穿出眼球的部位（图11-1-4所示）。视神经乳头上没有经典讲述的视网膜十层结构。

⑧黄斑（macula lutea）：有些标本中可见视网膜上有一凹陷，称中央凹（central fovea），此即黄斑的中央区所在处。此处仅有色素细胞和视锥细胞，而无视杆细胞；双极细胞和节细胞斜向外周排列，视觉最精确敏锐。

第二节　内　耳
（internal ear）

目的：掌握内耳的形态结构特点；绘图（螺旋器）。

内耳：苏木精-伊红染色（H.E.），如图11-2-1和图11-2-2所示。

（1）肉眼：找到呈塔状的耳窝（cochlea），将其置于低倍镜下观察。

（2）低倍：

①蜗轴（modiolus）：位于耳窝中央，由淡红色松质骨组成（图11-2-1中黑色三角形所示）。在蜗轴中有红色的蜗神经穿行；其两侧可见呈团的大细胞，即螺旋神经节细胞的胞体。蜗轴向其周围伸出螺旋形薄片，称骨螺旋板（osseous lamina，图11-2-1中紫色箭头所示）。

②骨蜗管（osseous cochlea）：在蜗轴两侧各有3个或4个圆形或卵圆形空腔结构，即骨蜗管。骨蜗管被位于其内的膜蜗管（图11-2-1中红色三角形所示）分为上部的前庭阶（scala vestibuli，图11-2-1中绿色三角形所示）和下部的鼓室阶（scala tympani，图11-2-1中蓝色三角形所示）。两者均含外淋巴，通过蜗顶以蜗孔相通。

③膜蜗管（cochlear duct）：呈三角形，如图11-2-1中红色三角形所示。其上壁为前庭膜

(vestibular membranc)，由两层单层扁平上皮夹一层基板组成，其上方的腔隙即前庭阶，图11-2-1中绿色箭头所示；下壁由内侧的骨螺旋板（图11-2-1中紫色箭头所示）和外侧的膜螺旋板（membranous spiral lamina，图11-2-1中粉色箭头所示）共同构成；外壁为附于螺旋韧带（spiral ligament，图11-2-1中黑色箭头所示）上的血管纹（stria vascularis，图11-2-1中红色箭头所示）。

（a）骨螺旋板：蜗轴的骨组织向外延伸形成的螺旋形薄板，如图11-2-1中紫色箭头所示。

（b）螺旋缘（spiral limbus）：骨螺旋板起始处的骨膜增厚，凸向膜蜗管内形成的结构，（图11-2-1中绿色圆形所示）。

（c）盖膜（tectorial membrane）：螺旋缘向膜蜗管内伸入一末端游离的均质状的胶质膜，覆盖于螺旋器上（图11-2-1中蓝色箭头所示）。

（d）螺旋韧带（spiral ligament）：骨蜗管的外侧壁骨膜增厚部分（图11-2-1中黑色箭头所示）。

（e）血管纹：螺旋韧带内侧为含有血管的复层柱状上皮，可以产生内淋巴（图11-2-1中红色箭头所示）。

（f）膜螺旋板（membranous spiral lamina）：又称基底膜（basement membrane），是螺旋韧带向骨蜗管内突出的部分，与骨螺旋板相连，由两层上皮夹一层基膜构成，如图11-2-1中粉色箭头所示；其内含有放射状排列的胶原样细丝束，称听弦（auditory string）。

（3）高倍：膜螺旋板的两层上皮中朝向膜蜗管的上皮为单层柱状，局部膨隆形成螺旋器（spiral organ），又称Corti器，由支持细胞和毛细胞构成。

①毛细胞（hair cell）：接受听觉刺激的细胞，位于浅层，分内外两组。内毛细胞排列成一行（如图11-2-2中绿色细箭头所示），外毛细胞排列成3~5行（图11-2-2中绿色粗箭头所示）。

②支持细胞（supporting cell）：位于毛细胞深部的支持细胞包括柱细胞（pillar cell）与指细胞（phalangeal cell），分为内外两行。内、外柱细胞在基底部与顶部相连，细胞中间部分离，围成一个三角形内隧道（inner tunnel），如图11-2-2中红色三角形所示。内柱细胞内侧有一列内指细胞（图11-2-2中黑色细箭头所示为内柱细胞，红色细箭头所示为内指细胞），外柱细胞外侧有3列或4列外指细胞（图11-2-2中黑色粗箭头所示为外柱细胞，红色粗箭头所示为外指细胞）。

③图11-2-2中蓝色箭头所示为盖膜；绿色圆形所示为螺旋缘。

第三节　眼　睑
（eyelid）

目的：掌握眼睑的形态结构特点。

眼睑：苏木精-伊红染色（H.E.），如图11-3-1所示。

（1）肉眼：起伏不平的一面为前面，是眼睑的皮肤；平直的一面是后面，为眼睑的睑结膜。二者下缘相接处即睑缘。

（2）低倍：眼睑由前到后分为五层，如图 11-3-1(a)所示。

①皮肤：图 11-3-1(a)中 1 所示为薄皮，可见小的毛囊、皮脂腺和汗腺。睑缘处表皮属于复层扁平上皮，可见睫毛及毛囊的断面。毛囊附近可见小皮脂腺，称睑缘腺(Zeis 腺)。此外还可见一些变形的大汗腺，由单层立方或柱状上皮构成，称睫状腺/睫腺(Moll 腺)。

②皮下组织：图 11-3-1(a)中 2 所示为疏松结缔组织。

③肌层：图 11-3-1(a)中 3 所示为许多骨骼肌纤维的横切面，此即眼轮匝肌。基部纵行骨骼肌纤维为提上睑肌。在睫毛毛囊之间有散在的骨骼肌纤维，即睫毛肌。在提上睑肌与睑结膜之间所见的小股平滑肌为眼睑肌。结膜近穹隆处偶见浆液性腺，为副泪腺。

④睑板：图 11-3-1(a)中 4 所示为致密结缔组织，可见与睑缘垂直排列的睑板腺，类似皮脂腺。

⑤睑结膜：图 11-3-1(a)中 5 所示为平滑透明的薄层黏膜，除近睑缘处为复层扁平上皮以外，其余大部分为复层柱状上皮，上皮内常有杯状细胞，上皮深层的固有膜为薄层结缔组织。

（3）高倍：参照图 11-3-1(b)观察睑睫毛（蓝色箭头所示）、睫腺（绿色箭头所示）、睑板腺腺泡（红色粗箭头所示）及导管（红色细箭头所示）。

第十二章　内分泌系统
(the endocrine system)

第一节　甲状腺
(thyroid gland)

目的:掌握甲状腺的形态结构特点。

甲状腺:苏木精-伊红染色(H.E.),如图 12-1-1 所示。

(1)低倍:大小不等的圆泡称滤泡,其外周由单层立方上皮细胞即滤泡细胞围成。在滤泡之间有少量的结缔组织、毛细血管及着色浅的滤泡旁细胞(parafollicular cell)。

(2)高倍:滤泡立方上皮细胞的胞质略嗜碱性,细胞核呈圆形,位于细胞中央,细胞间界限较清晰。滤泡旁细胞为圆形或卵圆形,比滤泡细胞大,胞质着色较浅,核大而圆(黑色箭头所示)。位于滤泡上皮细胞的滤泡旁细胞的顶部常被邻近的滤泡细胞覆盖,且不与胶质接触。

第二节　滤泡旁细胞
(parafollicular cell)

目的:观察滤泡旁细胞的形态、位置。

滤泡旁细胞:镀银染色,如图 12-2-1 所示。

(1)低倍:在滤泡壁和滤泡之间可见单个散在的或聚集成群的着黑色的细胞,即滤泡旁细胞(红色箭头所示)。

(2)高倍:滤泡旁细胞胞质内有密集的黑色颗粒,核不着色。

第三节　肾上腺

（adrenal gland）

目的：掌握肾上腺的形态结构特点；注意比较皮质三条带间及与髓质间的区别；绘图。

肾上腺：苏木精-伊红染色（H.E.），如图 12-3-1 与图 12-3-2 所示。

（1）低倍：外包有结缔组织组成的较薄的被膜。实质部分包括周围较厚的皮质与中央的髓质两部分。皮质由表及里分三个带，带间无明显界限。如图 12-3-1 中 1 所示，位于皮质下方，较薄，细胞排列成团的为球状带（zona glomerulosa）；如图 12-3-1 中 2 所示，皮质中最厚，细胞较大，色浅，排列成单行或双行的为束状带（zona fasciculata）；如图 12-3-1 中 3 所示，皮质最内侧，细胞较小，着色深，细胞排列成索状并互相吻合成网的为网状带（zona reticularis）。如图 12-3-1 中 4 所示，皮质围绕的中央部分细胞较大，胞质嗜碱性，排列成不规则的细胞索，并连接成网的即髓质，其与皮质网状带的界限不整齐。有时因取材动物种属间差异而有所不同，附图中球状带不明显。

（2）高倍：

①皮质：

（a）球状带：细胞较小，呈锥形，聚集成团，细胞团间有窦状毛细血管和少量结缔组织。细胞核小色深，胞质较少，含少量脂滴。图 12-3-2(a)中黑色线段所示即球状带。

（b）束状带：细胞较大，呈多边形，排列成 2 行或 3 行的细胞索，索间有窦状毛细血管和少量结缔组织。细胞核较大，着色浅，胞质内含有大量脂滴，在标本中脂滴被染料溶解，故胞质呈泡沫状或空泡状而染色浅。图 12-3-2(a)中红色线段所示即束状带。

（c）网状带：细胞较小，排列成索，相互吻合成网，其间有窦状毛细血管和少量结缔组织。细胞核小，着色深，胞质呈弱嗜酸性，含少量脂滴和较多的脂褐素。图 12-3-2(b)中白色线段所示即网状带。

②髓质：细胞呈多边形，排列成索状或团状，其间为血窦和少量结缔组织。细胞核圆形，着色浅，胞质呈嗜碱性；髓质内还可见少量交感神经节细胞，具有明显的神经元细胞体的特点。图 12-3-2(b)中绿色箭头所示即髓质。

第四节　垂　体

（hypophysis）

目的：掌握远侧部与神经部的形态结构特点。

1. 垂体(水平面)

苏木精-伊红染色(H.E.),如图 12-4-1(a)与图 12-4-2(a)所示。

(1)肉眼:染色深的为腺垂体的远侧部;染色浅的为神经垂体的神经部;二者中间为腺垂体的中间部;大部分标本未切到结节部。

(2)低倍:

①远侧部(pars distalis):细胞很多,排列成团索状,少数细胞围成小滤泡,细胞间有丰富的血窦,结缔组织很少[图 12-4-1(a)中黑色箭头所示]。

②神经部(pars nervosa):由大量散在的神经胶质细胞和无髓神经纤维组成,还有血窦与少量网状纤维[图 12-4-1(a)中绿色箭头所示]。

③中间部(pars intermedia):介于前二者之间,含大小不等的滤泡,腔内常含有胶质。滤泡周围有少量嫌色细胞和嗜碱性细胞[图 12-4-1(a)中红色箭头所示]。

(3)高倍:

①远侧部:嗜酸性细胞圆形或多边形,数量较多,胞质嗜酸性而着红色[图 12-4-2(a)中红色箭头所示];嗜碱性细胞椭圆形或多边形,数量较少,体积较嗜酸性细胞大一些,胞质着蓝紫色(图 12-4-2(a)中蓝色箭头所示);嫌色细胞数量最多,细胞小,着色浅,光镜下轮廓不清[图 12-4-2(a)中白色箭头所示]。

②神经部:无髓神经纤维呈细丝状,着浅红色。在神经纤维之间有垂体细胞,但轮廓不清,核呈椭圆形。还可见窦状毛细血管。

2. 垂体(矢状面)

Heidenhain-Azan 染色(示教),如图 12-4-1(b)与图 12-4-2(b)所示。

低倍:图 12-4-1(b)中黑色箭头所示为远侧部,绿色箭头所示为神经部,红色箭头所示为中间部。

高倍:垂体经染色后,可明显观察到远侧部的嗜酸性细胞(颗粒呈鲜红色)与嗜碱性细胞(颗粒呈蓝紫色)。嫌色细胞染色浅,血管内红细胞呈橘红色[图 12-4-2(b)所示]。

第十三章　消化管
(digestive tract)

第一节　食　管
(esophagus)

目的:掌握食管的形态结构特点。

食管(人):苏木精-伊红染色(H.E.),如图 13-1-1 所示。

(1)肉眼:着色深的是腔面,因有纵行皱襞而腔面不平;另一面即表面。

(2)低倍:从内向外食管管壁依次为黏膜、黏膜下层、肌层和外膜(纤维膜)。因制片过程的损伤,外膜多保留不完整。因标本较大,主要在高倍镜下观察。注意观察食管的两个主要特点,即复层扁平上皮与黏膜下层分布食管腺。

(3)高倍:

①黏膜(mucosa):从内往外分为上皮、固有层、黏膜肌层三层。上皮为未角化的复层扁平上皮(绿色三角形所示)。固有层为细密结缔组织,有较高的乳头突入上皮的基底部,固有层中还可见到食管腺的导管。黏膜肌层由纵行的平滑肌束组成。

②黏膜下层(submucosa):由结缔组织组成,位于黏膜肌层外侧,着色较浅。此层还可见较大的血管(小动脉和小静脉)及染成蓝灰色的黏液腺,即食管腺。食管腺管径较大,分泌部管壁由单层立方或柱状上皮细胞围成[图 13-1-1(b)中红色箭头所示],其导管穿过黏膜肌层开口于食管腔内[图 13-1-1(b)中蓝色箭头所示]。

③肌层(muscularis):较厚,着色较红,分内环、外纵两层。在食管不同节段肌型也不同,上段为骨骼肌,中段为骨骼肌和平滑肌,下段为平滑肌。

④外膜(adventitia):疏松结缔组织构成的纤维膜(fibrosa)。

第二节　胃

（stomach）

目的：掌握胃壁的形态结构特点；绘图（黏膜）。

1. 胃底

苏木精-伊红染色(H.E.)，如图 13-2-1～图 13-2-3 所示。

（1）肉眼：标本上高低不平的一面为胃壁的腔面，另一面较平整为表面。

（2）低倍：从内向外胃壁的四层结构为黏膜、黏膜下层、肌层、外膜。

①黏膜：较厚，如图 13-2-1 中 1 所示。上皮为单层柱状上皮，沿胃小凹起伏密集排列。上皮顶部的胞质着色浅，细胞界限也较清晰。片中有较多的蜂窝状的结构，即被横切的柱状上皮。固有层为结缔组织，其中有较密集排列的管状胃底腺；其上段与胃小凹相连，底部伸达黏膜肌层。黏膜肌层由内环、外纵两层薄的平滑肌组成。

②黏膜下层：结缔组织，着色较浅，内有血管神经和淋巴管，如图 13-2-1 中 2 所示。

③肌层：较厚，着色较红，由内斜、中环、外纵三层平滑肌构成，如图 13-2-1 中 3 所示。

④外膜：如图 13-2-1 中 4 所示，由结缔组织与外表的间皮构成，即浆膜(serosa)。

（3）高倍：图 13-2-2 所示为胃黏膜，仔细观察胃底腺三种细胞。

①主细胞(chief cell)：数量最多，主要分布于胃底腺的体部与底部。细胞呈柱状，体积较小[图 13-2-3(a)中绿色箭头所示]；核圆形，位于基底部；胞质基部呈强嗜碱性；顶部因酶原颗粒被溶解而着色较浅，为浅蓝色的泡沫状。

②壁细胞(parietal cell)：又称泌酸细胞(oxyntic cell)，位于胃底腺的上半部。细胞呈圆形或锥体形，体积较大[图 13-2-3(a)中黑色箭头所示]；核圆形，位于中央；胞质呈强嗜酸性，染成明显的粉红色。

③颈黏液细胞(mucous neck cell)：较少，位于胃底腺顶部，常呈楔形夹在其他细胞之间；核扁平，位于细胞底部，核仁较清晰[图 13-3-2(a)中红色箭头所示]。

注意：因胃底腺管腔小，很难被切到。各种腺细胞排列为索状，又呈弯曲状，故在标本中常被切断而不连续，有时甚至为横断面，中央可见小腔。

2. 颈黏液细胞

过碘酸雪夫染色(periodic acid-schiff stain，PAS 染色，示教)，如图 13-2-3(b)所示。

（1）低倍：找到胃壁黏膜层，将固有层置视野中央，换高倍镜。

（2）高倍：在固有层中可见大量的胃底腺细胞，其中有少量胞质中充满紫红色颗粒，大小不等，即颈黏液细胞（黑色箭头所示）。

第十三章　消化管
(digestive tract)

45

3. 胃贲门(stomachus cardiacus)

H.E.(示教),如图 13-2-4 所示。

(1)低倍:分清层次后,首先观察到食管与胃贲门相移行处上皮的变化,即从复层扁平上皮到单层柱状上皮的变化;随后观察贲门腺特点;还可以比较食管与胃贲门部(蓝色三角形所示)固有层间的区别。

(2)高倍:

①上皮:复层扁平上皮移行到单层柱状上皮是突然的,无过渡。

②固有层:胃贲门部的贲门腺为分支管状的黏液腺,分泌黏液和溶菌酶,不及胃底腺发达。有时可见少量杯状细胞。

4. 胃幽门(stomachus pyloricus)

H.E.(示教),如图 13-2-5 所示。

(1)低倍:胃幽门部位胃小凹较深,其底部有密集的黏液性的管状腺,即幽门腺。再往外依次可见黏膜肌层、黏膜下层和厚的肌层、外膜。

(2)高倍:腺细胞界限清晰,胞质着色浅,核扁平,位于基部。

第三节　十二指肠
(duodenum)

目的:掌握十二指肠的形态结构特点;绘图(黏膜与黏膜下层)。

十二指肠:苏木精-伊红染色(H.E.),如图 13-3-1 和图 13-3-2 所示。

(1)肉眼:标本上高低不平的一面即腔面,较平整的另一面即十二指肠的表面。

(2)低倍:观察十二指肠的四层结构。

①黏膜:如图 13-3-1(a)中 1 所示,包括上皮(红色箭头)、固有层(红色三角形)、黏膜肌层(绿色箭头)。黏膜和部分黏膜下层凸向肠腔形成皱襞。在皱襞上和皱襞间有许多叶状突起,即绒毛。固有层有许多小肠腺、淋巴组织等。

②黏膜下层:如图 13-3-1(a)中 2 所示,由结缔组织组成,含较多血管淋巴管,有黏膜下神经丛、十二指肠腺(高倍镜下仔细观察)。

③肌层:如图 13-3-1(a)中 3 所示,由内环、外纵两层平滑肌组成,在两层肌间有肌间神经丛。

④外膜:纤维膜,视野有限未显示。

(3)高倍:观察十二指肠肠壁主要特点,即黏膜上皮为单层柱状上皮,夹有杯状细胞;十二指肠黏膜下层内有十二指肠腺,为黏液性腺[图 13-3-1(b)中绿色三角形所示]。腺细胞胞质染色浅,核扁圆形,位于细胞基底部;其导管穿黏膜肌层开口于小肠腺底部[图 13-3-1(b)中黑色箭头所示]。图 13-3-2(b)中红色箭头所示为小肠腺。此外,本标本中还可在绒毛中轴结缔组织中观察到 1 条或 2 条纵行走向的毛细淋巴管,即中央乳糜管(central lacteal)。该管起始部分为盲端,管腔较毛细血管大。管壁由内皮构成,内皮细胞沿管腔排列(图 13-3-2 中红色三角形所示)。

第四节　空　肠
（jejunum）

目的:掌握空肠的形态结构特点。

空肠:苏木精-伊红染色(H.E.),如图 13-4-1 所示。

(1)肉眼:标本上高低不平的一面即腔面,另一面较平整即空肠的外膜。

(2)低倍:

①黏膜:如图 13-4-1 中 1 所示。黏膜和部分黏膜下层凸向肠腔形成皱襞(黑色方框所示)。在皱襞上和皱襞间有许多长指状突起,即绒毛(红色箭头所示)。固有层有许多小肠腺、淋巴组织等。

②黏膜下层:如图 13-4-1 中 2 所示,由结缔组织组成,含较多血管淋巴管,有黏膜下神经丛。

③肌层:如图 13-4-1 中 3 所示,由内环、外纵两层平滑肌组成,在两层肌间有肌间神经丛。

④外膜:如图 13-4-1 中 4 所示,浆膜。

(3)高倍:黏膜上皮为单层柱状上皮,杯状细胞逐渐增多。在绒毛中轴结缔组织中有中央乳糜管(central lacteal),固有层还可见散在的平滑肌纤维及弥散淋巴组织(主要为孤立淋巴小结)。

第五节　回　肠
（ileum）

目的:掌握回肠的形态结构特点。

回肠:苏木精-伊红染色(H.E.),如图 13-5-1 和图 13-5-2 所示。

观察步骤与空肠相似,先分清层次(图 13-5-1 中显示 1——黏膜;2——黏膜下层;3——肌层),再主要观察黏膜层,并与空肠比较。回肠特点是:

(1)绒毛为锥形。

(2)肠上皮和肠腺内杯状细胞多,小肠腺中帕内特细胞(Paneth cell)也较多。帕内特细胞是小肠腺的特征细胞,其细胞体积较大,呈圆锥形,核卵圆形,位于基部,胞质顶部含有粗大的嗜酸性颗粒,基部胞质嗜碱性(图 13-5-2 中绿色箭头所示)。

(3)固有层的集合淋巴小结(图 13-5-1 中红色三角形所示),回肠的集合淋巴小结常侵入黏膜下层,使其不完整。

第六节　结　肠

（colon）

目的:掌握结肠的形态结构特点。

结肠:苏木精-伊红染色(H.E.),如图 13-6-1 所示。

观察步骤与小肠相似,分清层次。图 13-6-1 中显示 1——黏膜;2——黏膜下层;3——肌层;4——外膜(浆膜)。结肠特点是:

(1)无环形皱襞。

(2)无绒毛,大肠腺长而密,杯状细胞多。

(3)淋巴组织丰富,固有层内有散在的孤立淋巴小结。

(4)外纵肌局部增厚形成结肠带。

第七节　阑　尾

（appendix）

目的:掌握阑尾的形态结构特点。

阑尾:苏木精-伊红染色(H.E.),如图 13-7-1 所示。

观察步骤与小肠相似,分清层次,图 13-7-1(a)中 1——黏膜;2——黏膜下层;3——肌层;4——外膜(浆膜)。阑尾特点是:

(1)管腔小而不规则,上皮多不完整。

(2)大肠腺短而少[图 13-7-1(b)中黑色箭头所示]。

(3)固有层中含有大量淋巴组织[图 13-7-1(b)中绿色箭头所示],其常侵入黏膜下层,致使黏膜肌层不完整(红色箭头所示为黏膜肌层的平滑肌纤维),黏膜下层有较多的脂肪细胞。

(4)肌层较薄,外膜为浆膜。

第十四章　消化腺
(digestive gland)

第一节　唾液腺
（salivary gland）

目的：掌握大唾液腺的形态结构特点。注意区别腮腺、下颌下腺与舌下腺。

三种唾液腺：苏木精-伊红染色（H.E.），如图 14-1-1～图 14-1-5 所示。

（1）低倍：唾液腺为复管泡状腺。如图 14-1-1 与图 14-1-3 所示，外包结缔组织被膜，被膜伸入实质形成小叶间隔，分隔腺实质形成很多小叶。每个小叶由腺泡（浆液性腺泡、黏液性腺泡、混合性腺泡）与导管（闰管和纹状管）组成。小叶间结缔组织内可见小叶间导管。主导管开口于口腔。结合第一章腺上皮附图观察。

（2）高倍：

①腺泡（acinus）：三种腺泡的组成见第一章的腺上皮。

②导管（ducts）：包括闰管、纹状管、小叶间导管与主导管。

（a）闰管（intercalated duct）：管径细小，单层扁平或单层立方上皮（图 14-1-2 中绿色箭头所示）。

（b）纹状管（striated duct）：又称分泌管（secretory duct），管径较粗，由单层柱状上皮构成，胞质着鲜红色，核圆形近腔面，基底部可见纵纹（图 14-1-4 中红色箭头所示）。

（c）小叶间导管（interlobular duct：位于小叶间结缔组织内，上皮为单层柱状，管径较大者的上皮为假复层柱状上皮。

（d）主导管（major secretory duct）：小叶间导管逐级汇合而成，上皮由单层柱状至假复层柱状上皮，近口腔内开口处渐变为复层扁平上皮。

1. 腮腺（parotid gland）

苏木精-伊红染色（H.E.），如图 14-1-1 和图 14-1-2 所示。

腮腺特点是：

(1)纯浆液性腺，腺细胞嗜碱性。

(2)闰管长，纹状管较短，故常在腮腺中观察闰管(图 14-1-2 中绿色箭头所示)。

2. 舌下腺(sublingual gland)

苏木精-伊红染色(H.E.)，如图 14-1-3、图 14-1-4 和图 14-1-5(a)所示。

舌下腺特点是：

(1)以黏液性腺泡(图 14-1-4 中蓝色箭头所示)和混合性腺泡为主[图 14-1-5(a)中绿色三角形所示]，浆液性腺泡较少。

(2)纹状管短(图 14-1-4 红色箭头所示)，闰管(图 14-1-4 绿色箭头所示)在人舌下腺少或无。

(3)较多浆半月，故经常在舌下腺中观察浆半月[图 14-1-5(a)中红色箭头所示]。

3. 下颌下腺(submandibular gland)

苏木精-伊红染色(H.E.)，如图 14-1-5(b)所示。

下颌下腺特点是：

(1)浆液性腺泡为主，混合性与黏液性腺泡较少。

(2)闰管短，纹状管长。

(3)图 14-1-5(b)中红色箭头所示即浆半月。

第二节　胰　腺
(pancreas)

目的：掌握胰腺的形态结构特点；注意外分泌部与腮腺的比较。

1. 胰腺

苏木精-伊红染色(H.E.)，如图 14-2-1～图 14-2-4 所示。

(1)低倍：外包结缔组织被膜，被膜伸入实质形成小叶间隔，分隔腺实质形成很多大小不等的小叶。每个小叶内有大量染成紫红色的腺泡(外分泌部)；腺泡之间散在染色较浅的细胞团，即胰岛(内分泌部)。

外分泌部是纯浆液性腺体，着色较深，占较大部分(图 14-2-1 中红色三角形所示)；外分泌部导管没有纹状管，有小叶内导管(黑色箭头所示)。内分泌部(胰岛)是散在外分泌部之间的着色较浅的大小不等、形状不规则细胞团(图 14-2-1 中绿色箭头所示)。

（2）高倍：

①外分泌部：

（a）腺泡：属浆液性腺泡。腺细胞呈锥体形，核圆形，靠近基部。细胞基底部嗜碱性强，顶部胞质内含有红色的酶原颗粒。在腺泡中央有泡心细胞（centroacinar cell），细胞轮廓不清，一般可见一个或数个细胞核（图 14-2-2 中绿色箭头所示）。

（b）导管：小叶内有闰管（单层扁平/立方）和小叶内导管（单层立方/柱状上皮），图 14-2-3 中绿色箭头所示为闰管。小叶间结缔组织内有小叶间导管（单层柱状）。

②内分泌部：H.E.染色中不能区别胰岛内的各种细胞。

2. 胰岛（阿新蓝染色）

高倍：图 14-2-4 中显示胰岛的两种类型细胞，着蓝色为 B 细胞，着红色为 A 细胞。

第三节　肝　脏

（liver）

目的：掌握肝脏的形态结构特点；绘图（肝小叶、门管区）。

1. 猪肝

苏木精-伊红染色（H.E.），如图 14-3-1 和图 14-3-2 所示。

（1）低倍：外包有富含弹性纤维的致密结缔组织的被膜，肝门处结缔组织随门静脉、肝动静脉、肝管的分支伸入实质，将肝实质分隔为众多肝小叶（hepatic lobule）。肝小叶呈多边形，小叶中间有中央静脉（central vein）；肝细胞（hepatocyte）排列成条索，即肝索，以中央静脉为中心向四周呈放射状排列；肝索间的空隙即肝血窦（hepatic sinusoid）。肝小叶之间结缔组织内可见小血管等结构，即小叶间动脉、小叶间静脉和小叶间胆管，称门管区（portal area）。猪肝的特点是小叶间结缔组织丰富，故易于观察肝小叶。图 14-3-1 中绿色箭头所指为中央静脉，黑色圆形所示为门管区。

（2）高倍：

①肝细胞：体积较大，多面体，可见双核（图 14-3-2 中蓝色箭头所示），多呈嗜酸性，胞质内有散在的嗜碱性颗粒状或小块状物质。在每个肝小叶周边的肝细胞较小，嗜酸性较强，称为界板（图 14-3-2 中红色粗箭头所示）。

②肝血窦：分布于肝索间，形状不规则（图 14-3-2 中绿色箭头所示）。选择窦腔较大的部位观察窦壁的两种细胞。其一为内皮细胞：核扁，着色较深，紧贴在肝细胞索上。其二为肝巨噬细胞（Kupffer cell），核较大，卵圆形，着色较深，胞质较丰富，含核部分位于窦腔内，有时可见突起；其也可分布于窦腔内。肝索内的胆小管在 H.E.中不能显示。

③门管区:小叶间动脉壁厚,腔小(如图 14-3-2 中黑色箭头所示);小叶间静脉(绿色三角形所示):壁薄,腔大;小叶间胆管的上皮为单层立方或柱状上皮(红色细箭头所示),核呈圆形或卵圆形。

2.人肝

苏木精-伊红染色(H.E.),如图 14-3-3 和图 14-3-4 所示。

人肝与猪肝的不同之处在于:人肝小叶间的结缔组织少,故肝小叶界限不清。但根据门管区即中央静脉的特点和位置,大体可划分肝小叶的范围。其结构基本与猪肝相似。图 14-3-3 和图 14-3-4 中的标识与猪肝一致。

3.巨噬细胞

台盼蓝活体注射染色,如图 14-3-5 所示。

使用台盼蓝活体注射,制成标本后,再用复红复染细胞核,巨噬细胞位于肝血窦内,核呈红色,胞质内有很多蓝色颗粒的细胞(图 14-3-5 中黑色箭头所示)。

第十五章　呼吸系统
（the respiratory system）

第一节　气　管
（trachea）

目的：掌握气管的形态结构特点。

气管：苏木精-伊红染色（H.E.），如图 15-1-1 所示。

（1）低倍：管壁由内向外分为黏膜、黏膜下层及外膜。

①黏膜：如图 15-1-1（a）中 1 所示，从内向外由上皮与固有层组成。上皮为假复层柱状纤毛上皮，基膜明显，呈红色线条，均匀一致。固有层为细密的弹性纤维，有较多的淋巴细胞和腺体导管的断面。

②黏膜下层：如图 15-1-1（a）中 2 所示，由疏松结缔组织构成，含混合型腺，即气管腺、血管和神经等。图 15-1-2（b）中绿色箭头所示即气管腺。

③外膜：如图 15-1-1（a）中 3 所示，主要由着蓝色的 C 字形透明软骨环［如图 15-1-1（a）中 4 所示］与结缔组织组成。软骨环之间以弹性纤维组成的膜状韧带连接。无软骨处由弹性纤维组成的韧带和平滑肌束填充，称为气管膜性部。

（2）高倍：参考上皮组织与软骨部分附图，仔细观察黏膜中假复层柱状上皮的不同层次细胞；固有层深部有许多红色小点状的弹性纤维的横断面，可以此作为黏膜与黏膜下层的分界。C 形软骨环缺口处可观察到平滑肌束与弹性纤维组成的韧带。

第二节　肺

（lung）

目的：掌握肺的导气部与呼吸部的形态结构特点；注意理解呼吸部各段区别；绘图（呼吸部）。

肺：苏木精-伊红染色（H.E.），如图15-2-1～图15-2-7所示。

（1）低倍：外包浆膜（胸膜脏层）；浆膜深层的结缔组织伸入肺内，将肺分成许多小叶。肺的实质部分包括肺内支气管树和肺泡，分为导气部与呼吸部；间质部分为肺内结缔组织及其中的血管、淋巴管与神经等。图15-2-1中黑色三角形所示为导气部接近末端管道；绿色箭头所示为呼吸部的第一级管道，即呼吸性细支气管；红色箭头所示为呼吸部的第二级管道，即肺泡管。

（2）高倍：

①小支气管（small bronchi）：管径大小和管壁厚薄视其分支的级别而不同。黏膜上皮是假复层柱状纤毛上皮，随管径变细，上皮由高变低，杯状细胞渐少；固有层薄，含有弥散淋巴细胞或淋巴小结，出现少量环形平滑肌束，并逐渐增多；随着管径变细，黏膜皱襞逐渐明显。黏膜下层为疏松结缔组织，内含混合型腺，逐渐减少。外膜由疏松结缔组织和不规则的透明软骨片组成（图15-2-2所示即小支气管）。

②细支气管（bronchiole）：起始部结构与小支气管基本相同，随着向终末细支气管分支，管壁逐渐变薄。黏膜上皮由假复层纤毛柱状渐变为单层纤毛柱状，杯状细胞更少；腺体与软骨片大多消失；环形平滑肌增多明显；黏膜常形成皱襞（图15-2-3中绿色三角形所示）。

③终末细支气管（terminal bronchiole）：黏膜上皮为单层柱状上皮或单层立方上皮，无杯状细胞；软骨和腺体完全消失；出现完整的平滑肌层（图15-2-4所示）。

④呼吸性细支气管（respiratory bronchiole）：可见少量盲囊状向外凸起的肺泡参与管壁组成，管壁其他部分结构与终末细支气管基本相似，上皮为单层立方，上皮下有少量结缔组织和平滑肌（图15-2-5中红色三角形所示）。

⑤肺泡管（alveolar duct）：管壁上许多肺泡的开口，管壁自身结构很少且不完整，仅在肺泡开口之间存留。存留处表面覆有单层立方或单层扁平上皮，下方有少量平滑肌束和弹性纤维。因为肌纤维环绕肺泡开口处，镜下呈结节状膨大（图15-2-6中红色箭头所示），故结节性膨大是识别肺泡管的依据之一。

⑥肺泡囊（alveolar sac）：为肺泡管的末端，是数个肺泡共同开口的囊腔，相邻肺泡开口之间无环行平滑肌束，故无结节状膨大[图15-2-5（a）中绿色圆形所示]。

⑦肺泡（pulmonary alveoli）：数量多，呈多面型有开口的囊泡状，彼此紧密相贴。肺泡壁很薄，内表面为很薄的单层肺泡上皮及基膜。仔细观察可见肺泡上皮包括两种类型细胞，图

15-2-7 中红色箭头所示为扁平的 I 型肺泡细胞；绿色箭头所示为立方或圆形的 II 型肺泡细胞。

⑧尘细胞(dust cell)：即肺巨噬细胞(pulmonary macrophage)，分布在肺泡腔或肺泡隔内，在一些支气管分支的管腔或管壁周围的结缔组织内，可见含有棕黄色颗粒的细胞，即尘细胞。

第十六章 泌尿系统
（the urinary system）

第一节 肾 脏
（kidney）

目的：掌握肾脏的形态结构特点；绘图（肾小体、近端小管、远端小管、致密斑、细段、集合管）。

1. 肾脏

苏木精-伊红染色（H.E.），如图 16-1-1～图 16-1-6 所示。

（1）肉眼：皮质染成深色，髓质染成浅色。

（2）低倍：如图 16-1-1 所示，外包致密结缔组织构成的被膜，着红色，又称肾纤维膜。肾实质由浅层的皮质与深层的髓质构成。皮质呈红褐色，髓质色浅。

①皮质：位于被膜下方，其内可见球状的肾小体（renal corpuscle）和各种断面的肾小管。近端小管（proximal tubul）曲部呈深红色，远端小管曲部呈淡红色。移动标本寻找排列方向一致的小管束，此即髓放线（medullary ray）。相邻两髓放线之间的皮质为皮质迷路（cortical labyrinth）。

②髓质：无肾小体，主要为呈辐射状排列的小管，形成肾锥体，突入肾小盏内。

（3）高倍：在皮质迷路下辨别如下结构。

①肾小体：球形，由血管球和肾小囊构成。肾小体一端为血管极（图 16-1-2 中绿色箭头所示），可见微动脉；与血管极相对应的一端是尿级（图 16-1-2 中黑色箭头所示），为近端小管的起始部，但由于切面轴的缘故，很难同时见到两极，不必寻找。

（a）血管球（glomerulus）：包在肾小囊中的一团蜷曲毛细血管，多被横切。

（b）肾小囊（renal capsule）：由脏层、壁层和肾小囊腔组成。脏层包裹血管球，其足细胞与血管的内皮细胞在光镜下不易区别；壁层由单层扁平上皮构成。脏壁之间的狭窄腔隙为肾小囊腔。图16-1-2中黑色三角形所示为肾小囊腔。

②近端小管曲部(proximal convoluted tubule)：又称近曲小管，位于肾小体附近，断面较多，腔小不规则，管壁厚，由单层立方形或锥形上皮细胞组成。细胞界限不清楚，胞质嗜酸性强，胞核圆，位于近基部，核间距不一。上皮细胞游离面有刷状缘，细胞基部有纵纹，呈深红色(固定不好时不易见)。图16-1-2中绿色三角形所示为近曲小管。

③远端小管曲部(distal convoluted tubule)：又称远曲小管，位于肾小体附近和近曲小管之间，断面较近曲小管少，其管腔较大、规则，管壁较薄，腔面整齐，管壁上皮细胞呈单层立方形，胞质着色浅，呈弱嗜酸性，细胞界限较清晰，核位于近腔侧，间距较规则。上皮细胞游离面没有刷状缘，基部有纵纹。图16-1-2中红色三角形所示为远曲小管。

④致密斑(macular densa)：位于肾小体血管级的远端小管直部一侧管壁的上皮细胞群。细胞呈高柱状，胞质色浅，核椭圆形，排列紧密，位于细胞顶部。致密斑是球旁复合体(juxtaglomerular complex)的重要组成之一。图16-1-3中黑色箭头所示即致密斑。

此外，在皮质迷路中还可见到纵向走行的动、静脉的断面。

⑤在髓放线内辨认如下结构：

(a)近端小管直部(proximal straight tubule)：多为纵切面，有的为斜切面或横切面，其构造与近曲小管相似。图16-1-4中黑色三角形所示即近端小管直部。

(b)远端小管直部(distal straight tubule)：多为纵切面，有的为斜切面或横切面，其构造与远曲小管相似。图16-1-4中绿色三角形所示为远端小管直部。

(c)皮质集合小管(cortical collecting tubule)：管腔较大，腔面较整齐，管壁上皮由单层立方和单层柱状上皮细胞构成，胞质着色浅，细胞界限清晰，胞核圆而染色深，位于中央。图16-1-4中蓝色三角形所示为皮质集合小管。

(d)细段(thin segment)：似毛细血管组成，管壁为单层扁平上皮，较内皮略高，胞质着色较浅，上皮腔面无刷状缘。核卵圆并凸向腔内，染色较浅。图16-1-4与图16-1-6(a)中红色三角形所示即位于髓放线中的细段。

⑥在髓质中辨认如下结构：

(a)髓质集合小管(medullary collecting duct)：其构造与皮质集合小管相似，但管腔较大，管壁上皮细胞更高，胞质更清亮。在髓质中还可见远端小管直部和细段。图16-1-5中蓝色三角形所示为髓质集合小管；绿色三角形所示为远端小管直部。

(b)细段(thin segment)：似毛细血管组成，管壁为单层扁平上皮，较内皮略高，胞质着色较浅，上皮腔面无刷状缘。核卵圆并凸向腔内，染色较浅。图16-1-6(b)中红色三角形所示即位于髓质中的细段。

2. 肾血管注射

肾脏墨汁灌注，如图16-1-7所示。

先在低倍镜下找到呈红色绒团状的结构，即血管球；然后寻找与血管球相连的红色条状物置高倍镜下观察。可见入球或出球小动脉(绿色箭头所示)，血管球(绿色三角形所示)。有时还可见与入球小动脉相连的小叶间动脉,此血管较小动脉粗而直,位于皮质迷路中央。

第二节　输尿管
（ureter）

目的:掌握输尿管管壁的形态结构特点。

输尿管:苏木精-伊红染色(H.E.),如图 16-2-1 所示。

(1)肉眼:本片为输尿管横切面,管壁厚,腔小类似星形。

(2)低倍:由内向外分为黏膜、肌层和外膜。黏膜形成若干纵形皱襞凸向管腔,故而肉眼观察到管腔类似星形。输尿管上 2/3 段的肌层为内纵、外环两层平滑肌,下 1/3 段的肌层为内纵、中环和外纵三层。外膜由疏松结缔组织构成。

(3)高倍:黏膜由上皮和固有层构成。上皮为变移上皮,由 4 层或 5 层细胞。固有层为结缔组织。

第三节　膀　胱
（bladder）

目的:掌握膀胱壁的形态结构特点。

膀胱:苏木精-伊红染色(H.E.),标本取材于空虚状态下的膀胱,参考第一章变移上皮附图观察。

(1)低倍:由内向外分为黏膜、肌层和外膜。黏膜凸向管腔形成许多皱襞;肌层较厚,由内纵、中环和外纵三层平滑肌组成,因各层纤维相互交错,故分界不清;外膜多为疏松结缔组织,仅膀胱顶部为浆膜,若切到此处,可看到间皮。

(2)高倍:黏膜由上皮和固有层构成。上皮为变移上皮,充盈时约 3~4 层细胞,空虚时约 8~10 层细胞,表层细胞大,有的含双核,称盖细胞。固有层由致密结缔组织组成。

第十七章 男性生殖系统
(the male reproductive system)

第一节 睾 丸
(testis)

目的:掌握睾丸的形态结构特点;绘图(生精小管、睾丸间质细胞)。

睾丸:苏木精-伊红染色(H.E.),如图 17-1-1 所示。

(1)低倍:外包致密结缔组织组成的白膜,即睾丸被膜。在睾丸前面与侧面外覆盖有鞘膜脏层;在睾丸后缘白膜增厚形成睾丸纵隔。纵隔的结缔组织放射状伸入睾丸实质形成小隔,将实质分为众多睾丸小叶。每个小叶内有 1~4 个生精小管(绿色三角形所示)。生精小管之间的组织称为睾丸间质。在近睾丸纵隔处,生精小管变为短而直的直精小管。直精小管伸入睾丸纵隔内相互吻合形成睾丸网。

①睾丸网(rete testis):位于睾丸纵隔内的不规则腔隙,腔面衬以单层立方上皮。

②生精小管(seminiferous tubule):主要由生精上皮和固有层构成。生精上皮由支持细胞和 5~8 层生精细胞组成。上皮外侧由胶原纤维和梭形肌样细胞(myoid cell)构成。生精上皮与周围结缔组织之间有一层明显的基膜。

(2)高倍:

①生精细胞(spermatogenic cell):

(a)精原细胞(spermatogonium):紧贴生精上皮基膜,细胞呈圆形或卵圆形,直径为 12 μm,胞质染色浅,核圆形或卵圆形,染色质细密,色较深,常有 1 个或 2 个核仁。图 17-1-1(b)中 1 所示即精原细胞。

(b)初级精母细胞(primary spermatocyte):位于精原细胞近腔侧,体积较其他细胞大,直径约 18 μm,核大而圆,染色质成丝球状。图 17-1-1(b)中 2 所示即初级精母细胞。

(c)次级精母细胞(secondary spermatocyte):位于次级精母细胞近腔侧,直径约 12 μm,核圆形,染色较深。由于其存在时间较短,因此标本上无法见到。图 17-1-1(b)中 3 所示即次级精母细胞。

(d)精子细胞(spermatid)：位置靠近管腔，成群分布，直径约 8 μm，核圆形，染色质细密，着色深，胞质少。图 17-1-1(b)中 4 所示即精子细胞向精子变态中的状态。

(e)精子(spermatozoon)：嵌入支持细胞顶部或聚集于管腔内，外形似蝌蚪，长约 60 μm，分头部、尾部。因尾部常被切断，故多见其着色很深的圆形或卵圆形的头部。图 17-2-1 为精液图片。

②支持细胞(sustentacular or supporting cell)：支持细胞界限不清，胞质染色浅，核常呈不规则形，染色质稀疏，染色浅，核仁明显。图 17-1-1(b)中 5 所示即支持细胞。

③肌样细胞：细胞的界限不太清楚，胞核呈扁圆形，染色浅。图 17-1-1(b)中 6 所示即肌样细胞的细胞核。

④间质细胞(interstitial cell)：位于生精小管之间的疏松结缔组织中，细胞成群分布，体积较大，圆形或多边形，胞质丰富，嗜酸性，核大而圆，位于细胞中间，染色浅，核仁清楚。图 17-1-1(b)中 7 所示即间质细胞。

第二节　精　液
（seminal fluid）

精液涂片：苏木精-伊红染色(H.E.)，如图 17-2-1 所示。

(1)低倍：找涂片均匀、较薄之处观察。蓝色点状物为精子头，其一端连有丝状的尾部。体积较大、形态不规则的细胞是尿道及生殖器官脱落的上皮细胞。

(2)高倍：观察精子全貌，其呈蝌蚪状，分头、尾两部分。头部侧面观呈梨形，正面观呈卵圆形。透过细胞膜，可见头内部着色深的细胞核和色浅的顶体。尾部呈线状，色浅。

第三节　附　睾
（epididymis）

目的：掌握附睾的形态结构特点。

附睾：苏木精-伊红染色(H.E.)，如图 17-3-1～图 17-3-3 所示。

(1)低倍：可见管壁厚薄不一、腔面高低不平的输出小管(图 17-3-1 中绿色三角形所示)和管壁较厚、腔面平整的附睾管(蓝色箭头所示)。部分切片中带有生精小管。

(2)高倍：

①输出小管(efferent duct)：上皮由高柱状纤毛细胞及低柱状细胞相间排列构成(图 17-3-2

中绿色三角形所示),故管腔不规则。管腔内可见红色泡沫状分泌物。在上皮基膜之外有少量平滑肌,呈环形包裹管壁。

②附睾管(epididymal duct):上皮由主细胞和基细胞组成,管腔规则(图 17-3-3)。主细胞由起始段的高柱状逐渐转变为立方形,游离面有细长的静纤毛;基细胞矮小,呈锥形,位于上皮深层。管腔内有许多精子和分泌物。上皮基膜外侧有环形平滑肌和富含血管的疏松结缔组织。

第四节　输精管
(ductus deferens)

目的:掌握输精管的形态结构特点。

输精管:苏木精-伊红染色(H.E.),如图 17-4-1 所示。

(1)低倍:壁厚而腔小,管壁由黏膜、肌层和外膜三层组成。黏膜向管腔凸出形成若干皱襞。

(2)高倍:

①黏膜:由上皮和固有层构成。上皮为假复层柱状;固有层由含有丰富弹性纤维的结缔组织构成。

②肌膜:厚,由内纵、中环、外纵排列的平滑肌组成。

③外膜:由疏松结缔组织构成。

第五节　前列腺
(prostate gland)

目的:掌握前列腺的形态结构特点。

前列腺:苏木精-伊红染色(H.E.),如图 17-5-1 所示。

(1)低倍:富含弹性纤维和平滑肌纤维的结缔组织组成腺的被膜与支架组织。腺实质部分由 30~50 个复管泡状腺与 15~30 条导管组成。切片中可见许多大小不等、形态极不规则的腺泡切面,腺泡上皮连同结缔组织凸入腔内。腺泡腔内有分泌物浓缩形成的圆形嗜酸性小体,即前列腺凝固体,其大小不等,着红色。腺泡之间的结缔组织内含有大量平滑肌。

(2)高倍:腺泡上皮高矮不一,或是单层立方上皮,或是单层柱状上皮,或是假复层柱状上皮,依其功能不同而异。

第十八章　女性生殖系统
(the female reproductive system)

第一节　卵　巢
(ovary)

目的:掌握卵巢的形态结构特点;绘图(次级卵泡)。

卵巢:苏木精-伊红染色(H.E.),如图18-1-1～图18-1-5所示。

(1)肉眼:标本周边着色较深的为皮质,其内可见大小不等的空泡状结构,为不同发育阶段的卵泡。着色浅且无空泡状结构的中央部分为卵巢髓质,可见较大的血管断面。

(2)低倍:图18-1-1中红色箭头所示,卵巢表面包有单层立方上皮即表面上皮,上皮下有致密结缔组织构成的白膜(绿色三角形所示)。皮质位于周围,较致密,其中含有不同发育阶段的卵泡,卵泡间有大量的梭形基质细胞。髓质位于中央,由疏松结缔组织构成,没有卵泡,内有大量血管断面。皮质与髓质无明显界限。有一些标本中可以观察到体积较大且染成浅红色的圆形结构,即黄体。

(3)高倍:

①原始卵泡(primordial follicle):数量最多,位于皮质浅层(图18-1-2中黑色箭头所示)。由一个中央大而圆的初级卵母细胞(图18-1-2中红色箭头所示)和包围在它周围的一层扁平的卵泡细胞(图18-1-2中绿色箭头所示)所组成。

②初级卵泡(primary follicle):如图18-1-3所示,中央的初级卵母细胞增大(红色箭头所示为细胞核);周围的卵泡细胞由单层扁平变为单层立方或柱状,由单层分化为多层(绿色线段所示),二者之间出现透明带(红色圆圈所示);黑色箭头所示为早期卵泡膜。

③次级卵泡(secondary follicle):如图18-1-4(a)所示,标本中有多种形态次级卵泡,如有的切面有初级卵母细胞,有的没有;有的初级卵母细胞可见核和核仁;有的仅能见到卵丘;有的可见到明显的粒层围绕卵泡腔的状态。选一结构完整的次级卵泡,从内向外观察可见初级卵母细胞[图18-1-4(b)中蓝色三角形所示]增大,核大而圆,核仁明显;透明带变宽[图18-1-4(b)中绿

色箭头所示]。卵泡细胞增多,形成多层[图 18-1-4(b)中 1 所示];卵泡膜层可见内外两层[图 18-1-4(b)中 2 所示]。

(a)卵泡腔(antrum):卵泡细胞之间出现一些大小不等腔隙,或者合并成一个较大的腔,腔内充满卵泡液,标本中为红色絮状物。图 18-1-4(b)中 4 所示即卵泡腔。

(b)卵丘(cumulus orphorus):随着卵泡腔的扩大,初级卵母细胞及其周围的一些卵泡细胞被挤向卵泡腔的一侧,形成凸入卵泡腔的丘形隆起。

(c)放射冠(corona radiata):紧靠初级卵母细胞的一层卵泡细胞长大成为柱状,细胞排列成放射状,围绕在透明带周围。图 18-1-4(b)中 3 所示即放射冠。

(d)颗粒层(stratum granulosome):构成卵泡壁的多层卵泡细胞位于卵泡腔周围;细胞比较密集,核圆形,着色较深。图 18-1-4(b)中 1 所示即颗粒层。

(e)卵泡膜(theca folliculi):卵泡外周的梭形细胞逐渐形成卵泡膜,分为内外两层,内层和颗粒层之间可见薄层的基膜。内层有较多较大的细胞,细胞着色浅,呈多边形或梭形,细胞之间可见丰富的毛细血管,纤维较少;外层可见少量的梭形细胞,细胞间有少量血管,纤维较多,其中还有少量平滑肌细胞。图 18-1-4(b)中 2 所示即卵泡膜。

④黄体(corpus luteum):外包有结缔组织的被膜,与周围组织分界清楚[图 18-1-5(a)中红色三角形所示]。黄体细胞分为两种类型,一种是数量较多、体积较大、染色浅、位于黄体中央的颗粒黄体细胞(granulosa lutein cell);另一种是数量较少、体积小、染色深、位于黄体周边的膜黄体细胞(theca lutein cell)。图 18-1-5(b)中蓝色箭头所示为膜黄体细胞;绿色箭头所示为粒黄体细胞。

⑤闭锁卵泡(atretic follicle):退化的各级卵泡即闭锁卵泡。较小的卵泡闭锁时,卵母细胞与卵泡细胞相继退化消失,透明带皱缩,存留一定时间也退化。较大的卵泡闭锁时,卵母细胞消失,卵泡壁塌陷,卵泡膜内层的结缔组织、血管伸入正在退化的颗粒细胞之间,此时的膜细胞不但不退化,反而一度体积增大,形似黄体细胞,细胞核圆形,细胞质呈空泡状,着色浅。这些类黄体细胞被结缔组织分隔成散在的细胞团索,称为间质腺(interstitial gland),可以分泌雄激素(人类不发达),存在时间短,退化后由结缔组织取代。图 18-1-6 中蓝色箭头所示即闭锁卵泡。

第二节　输卵管
（oviduct）

目的:掌握输卵管管壁的形态结构特点。

输卵管:苏木精-伊红染色(H.E.),如图 18-2-1 所示。

低倍:管壁分黏膜、肌层与外膜。因取材部位不同,黏膜与肌层结构存在差异。

①黏膜:形成许多有分支的皱壁。若在壶腹部,皱襞最发达,高而分支多,使管腔极不规则而呈复杂的迷宫状;若在峡部,皱襞不发达,矮而少。黏膜表面为单层柱状上皮,由分泌细胞与

纤毛细胞组成。

　　②肌层：为平滑肌，分内环外纵两层，若在壶腹部，肌层较薄，环形肌明显，纵行肌散在分布；若在峡部，肌层厚，分内环外纵两层。

　　③浆膜：由疏松结缔组织与间皮组成。

第三节　子　宫
（uterus）

　　目的：掌握子宫壁的形态结构特点；绘图（上皮、固有层-基质细胞、子宫腺、螺旋动脉）。

　　子宫体：增生期，苏木精-伊红染色（H.E.），如图 18-3-1 和图 18-3-2 所示。

　　（1）肉眼：子宫体壁很厚，中央可见一裂隙，此为子宫腔，临腔部分为染成紫红色的子宫内膜（endometrium）；其余部分着粉红色，大部分为肌层；最外侧为外膜。

　　（2）低倍：如图 18-3-1 与图 18-3-2（a）所示。

　　由外向内分别是外膜、肌膜和内膜。

　　①外膜：除子宫颈处为纤维膜之外，子宫底与体部均为浆膜。

　　②肌层：由大量平滑肌束和少量结缔组织构成，其大致可分辨出浆膜下层、中间层和黏膜下层。浆膜下层为纵行平滑肌束；中间层较厚，分内环行和斜行肌束，此层内富含血管；黏膜下层仍为纵行肌束。在有的标本上，由于标本方向不同，因此各层平滑肌束的排列方向可能与上述的描述有差异。

　　③内膜：增生期内膜可分为界限不明显的两层。

　　（a）功能层（functional layer）：临腔部分，较厚，含较多结缔组织，其内有子宫腺（uterine gland），断层较少，多为纵切面。

　　（b）基底层（basal layer）：紧靠肌层部分，较薄，其内结缔组织较少，而子宫腺断面较多，多为横切面或斜切面。在内膜层的功能层内可见小动脉断面，常成串排列或三五成群分布，为螺旋动脉，但有的标本上不太明显。

　　分泌期切片中可见更加增厚的内膜、发达子宫腺、螺旋动脉及基质细胞。

　　（3）高倍：

　　①上皮：为单层柱状上皮，有的细胞游离面有纤毛，但有的不易观察到。部分上皮细胞可能在制作过程中脱落。

　　②固有层：较厚，细胞成分较多，细胞呈梭形或星形，核大，色浅，此即基底细胞（stroma cell）。图 18-3-2（b）中红色箭头所示为子宫腺，其上皮与内膜表面的上皮形态相似。图 18-3-2（b）中绿色箭头所示为螺旋动脉，其断面由数层平滑肌细胞围成，管腔极小。

第四节 阴 道
（vagina）

目的:掌握阴道壁的形态结构特点。

阴道:苏木精-伊红染色(H.E.),如图 18-4-1 所示。

低倍:阴道壁由内向外分为三层,即黏膜、肌层和外膜。

①黏膜层:上皮为未角化的复层扁平上皮。固有层较厚,由致密的结缔组织构成;其浅层富含弹性纤维,染色较深,深层较疏松,血管较多,染色浅。

②肌层:较薄,有内环行、外纵行两层平滑肌,肌束间有较多的弹性纤维,使阴道壁易于扩张。

③外膜:由富含弹性纤维的致密结缔组织构成。

第五节 乳 腺
（mammary gland）

目的:掌握乳腺活动期的形态结构特点。

1. 活动期乳腺

苏木精-伊红染色(H.E.),如图 18-5-1 所示。

(1)低倍:结缔组织少,腺组织多,被结缔组织分割成若干小叶。小叶内有大量腺泡,腺泡大小不等,导管少。小叶间有较大的小叶间导管。

(2)高倍:

①腺泡上皮:高矮不一,为单层立方上皮或单层柱状上皮,部分上皮细胞的胞质内有空泡,系此处所含脂滴被溶解的结果[图 18-5-1(b)中绿色箭头所示]。腺泡腔内含有或多或少的乳汁。

②小叶间导管:由单层柱状或复层柱状上皮和少量结缔组织构成,管腔内可见少量乳汁[图 18-5-1(b)中蓝色三角形所示]。

2. 静止期乳腺

苏木精-伊红染色(H.E.),如图 18-5-2 所示。与活动期比较,特点是:①腺泡稀少;②导管不发达;③脂肪组织与结缔组织丰富。图 18-5-2(b)中蓝色箭头所示为导管,绿色箭头所示为腺泡。

第十九章　胚胎学
（embryology）

请同学们根据教材内容及所发的参考资料自行观察胚胎学总论和各论的标本与模型,随时请教老师。

第一节　总论要点

一、受精的过程

(1)获能的精子接触放射冠后释放顶体酶,解离放射冠的卵泡细胞。

(2) 精子与透明带上的精子配体蛋白 ZP3 结合,借助顶体酶释放在透明带中溶出一条孔道,使精子头部接触卵子表面。精子释放顶体酶,溶蚀放射冠与透明带的过程称为顶体反应。

(3)精子头侧面的细胞膜与卵子细胞膜融合,精子核及细胞质进入卵子内,两者的膜融合为一体。此时,卵子浅层胞质内的皮质颗粒释放溶酶体酶,改变透明带结构,使 ZP3 变性,不能再与精子结合,阻止多精受精,保证了单精受精。透明带的变性称为透明带反应。

(4)精子与卵子细胞膜融合的同时,卵子完成减数分裂的第二次分裂,产生一个卵细胞与第二极体。此时的精子与卵子的细胞核膨大,分别称为雄原核和雌原核。两者融合形成二倍体的受精卵,又称合子,完成受精。

二、胚泡的形成与结构以及植入过程的基本变化

1. 胚泡的形成

受精卵形成后进行卵裂,产生的子细胞称卵裂球。受精后第 3 天,卵裂球达 12～16 个,形

成一个外观似桑葚的实心胚,称桑葚胚。桑葚胚的细胞继续分裂,大约在受精后的第 4 天,卵裂球达到 100 个左右,形成一个囊泡状的胚,称为胚泡。

2. 胚泡的结构

胚泡壁由单层细胞构成,与胚体获得营养有关,称滋养层;胚泡内为胚泡腔,腔内充满液体;胚泡腔的一侧有一群细胞,称为内细胞群,是发育成人体的原基。

3. 植入过程的基本变化

植入:胚泡埋入子宫内膜的过程,时间持续 5～12 天。要求母体子宫内膜处于分泌期,子体胚泡到达子宫腔,其外透明带消失。

基本变化:内细胞群一侧的极端滋养层首先与子宫内膜上皮接触并粘附,分泌水解酶溶出一个缺口,胚泡陷入并被包埋其中。同时:

(1)滋养层细胞增殖导致滋养层增厚,分化为内外两层。其中,位于内层的单层立方细胞组成细胞滋养层;位于外层的细胞相互融合,细胞间界限消失,称为合体滋养层。

(2)内细胞群增殖分化并形成圆盘状的二胚层胚盘,邻近滋养层的一层柱状细胞为上胚层;靠近胚泡腔侧的一层立方细胞称为下胚层。上胚层细胞增殖,其内形成羊膜腔,腔内液即羊水;靠近细胞滋养层的一层上胚层细胞(成羊膜细胞)形成羊膜,并与上胚层其他部分共同包裹羊膜腔,称为羊膜囊。上胚层是羊膜囊的底。下胚层周缘细胞向腹侧延伸形成单层扁平上皮,围成的囊称为卵黄囊。下胚层是卵黄囊的顶。

(3)胚泡腔内的胚外中胚层细胞之间出现腔隙,进一步融合形成胚外体腔;胚外中胚层细胞分为附着于滋养层内面的胚外体腔的壁层以及贴于卵黄囊与羊膜囊外边的胚外体腔的脏层。羊膜囊与卵黄囊的一小部分胚外中胚层与滋养层直接相连,不出现胚外体腔处,这部分胚外中胚层称为体蒂。

三、胚盘的三胚层的形成过程

第三周末初,上胚层细胞增殖向胚盘一端中线迁移,在中轴线上聚集形成一条纵行的细胞柱,称为原条;其头端略膨大,称为原结;随后在原条中线出现一浅沟,称为原沟;原结中心出现一浅凹,称为原凹。原沟底部细胞增殖,在上下胚层之间铺展并向周边迁移。一部分细胞在上下胚层之间形成夹层。称为胚内中胚层,即中胚层,其在胚盘边缘与胚外中胚层相连;另一部分细胞进入下胚层,全部置换下胚层,形成内胚层。原来的上胚层改称为外胚层。至此,三周末的胚盘为三胚层胚盘.由内胚层、中胚层和外胚层构成。

四、胚盘的三个胚层各分化为人体的哪些器官

1. 外胚层

（1）神经外胚层分化为中枢神经系统与周围神经系统，部分神经嵴细胞迁入表皮分化为黑素细胞，迁入肾上腺分化为髓质嗜铬细胞。

（2）表面外胚层分化为皮肤的表皮与附属器、牙釉质、角膜上皮、晶状体、内耳膜迷路、腺垂体、唾液腺、口腔、鼻腔及肛管下段的上皮。

2. 中胚层

（1）轴旁中胚层分化为体节，进而分化为背侧的皮肤真皮、骨骼肌和中轴骨。

（2）间介中胚层分化为泌尿生殖系统的主要器官。

（3）侧中胚层首先内部小腔隙出现融合进而形成胚内体腔，并与胚外体腔相通，随后分化为心包腔、胸膜腔、腹膜腔。侧中胚层分化为与外胚层相贴的体壁中胚层，继而分化为胸腹部和四肢的皮肤真皮、骨骼肌、骨骼和血管等；与内胚层相贴的脏壁中胚层，覆盖于内胚层演变而来的原始消化管的外边，进而分化为消化系统、呼吸系统的肌组织、血管、结缔组织和间皮。

3. 内胚层

陷入胚体内形成原始消化管，分化为咽喉及其以下的消化管、消化腺、呼吸道和肺的上皮组织，以及中耳、甲状腺、甲状旁腺、胸腺、膀胱等器官的上皮组织。

五、胎膜的组成、胎盘的结构、功能及胎盘屏障组成

（1）胎膜：包括绒毛膜、羊膜、卵黄囊、尿囊、脐带。

（2）胎盘：胎儿的丛密绒毛膜与母体的基蜕膜共同组成的圆盘状结构，功能为物质交换、内分泌功能（分泌人绒毛膜促性腺激素、人胎盘催乳素、孕激素与雌激素）。

（3）胎盘屏障：又称胎盘膜。早期组成：合体滋养层、细胞滋养层与基膜、薄层绒毛结缔组织及毛细血管基膜与内皮。后期组成：薄层合体滋养层与绒毛毛细血管内皮及两者间的基膜。

第二节 各论要点

一、胚胎发生第四周末，口凹由哪些突起围成

（1）脑泡腹侧的间充质局部增生，形成额鼻突。

（2）第一对腮弓的腹侧份分为上颌突与下颌突；左右下颌突在胚腹侧中线融合，将口咽膜与心隆起隔开。额鼻突、左右上颌突、已经愈合的左右下颌突围成口凹，即原始口腔，底部为口咽膜。

二、颜面发生的基本原则、常见畸形及其成因

颜面发生的基本原则是从两侧向正中方向发展。

常见畸形与成因：

（1）唇裂：多见于上唇，常由上颌突与同侧内侧鼻突未融合所致，裂沟多位于人中外侧。

（2）面斜裂：由上颌突与同侧外侧鼻突未融合所致，位于眼内眦与口角之间的裂隙。

（3）腭裂：由外侧腭突与正中腭突未融合所致的畸形称为前腭裂，位于切齿孔至切齿间的裂隙；由左右外侧腭突未在中线融合所致的畸形称为正中腭裂，位于切齿孔至腭垂间的矢状裂隙；前腭裂与正中腭裂兼有者称为全腭裂。

三、原始消化管的演变过程

第3~4周，随着圆柱状胚体形成，卵黄囊顶部的内胚层被卷入胚体内形成原始消化管。原始消化管演变为前肠、中肠与后肠。

（1）前肠：分化为咽、食管、胃、十二指肠的上段；肝、胆、胰；喉以下的呼吸系统。

（2）中肠：即与卵黄囊相连的部位，分化为从十二指肠的中段到横结肠的右2/3的肠管。

（3）后肠：分化为从横结肠的左1/3的部位到肛管上段的肠管。这些部分的黏膜上皮、腺上皮以及肺泡上皮均来自内胚层；结缔组织、肌组织以及血管内皮和外表的间皮等均来自中胚层。

四、原始咽的形态、咽囊的数量及其演化的器官

原始咽形态：扁漏斗状，左右宽、背腹窄，头端宽、尾端窄。

原始咽的侧壁上有 5 对向外侧膨出的囊状突起,即咽囊。咽囊与外侧的鳃沟相对,中间夹有鳃膜。

第一对咽囊:延伸为咽鼓管,末端膨大为中耳鼓室,鳃膜为鼓膜,鳃沟为外耳道。

第二对咽囊:分化为腭扁桃体。

第三对咽囊:背侧份分化为下一对甲状旁腺;腹侧份分化为胸腺原基。

第四对咽囊:分化为上一对甲状旁腺。

第五对咽囊:分化为后鳃体,后迁入甲状腺形成滤泡旁细胞。

五、中肠袢扭转返回腹腔的角度以及各演化成消化道的部分

第 6 周,中肠袢以肠系膜上动脉为轴逆时针旋转 90 度进入脐腔。

第 10 周,头支在先、尾支在后,继续逆时针旋转 180 度返回腹腔。头支演化为空肠与回肠的大部分,位于腹腔的中部;尾支主要演化为结肠,位于腹腔的周边,降结肠尾段移向中线,形成乙状结肠;尾支近卵黄蒂处形成的盲肠突即小肠与大肠的分界,近段发育为盲肠,远段发育为阑尾。

六、肝脏与胰腺的发生过程

第 4 周初,前肠末端近卵黄囊处的腹侧壁内胚层上皮增生,形成肝憩室,此为肝与胆囊发生的原基。肝憩室增大长入原始横隔内,末端膨大分为头尾两支。头支即肝原基;尾支近端发育为胆囊管,远端扩大为胆囊。肝憩室根部发育为胆总管。

第 4 周末,前肠近肝憩室处内胚层细胞增生,在背侧和腹侧突出形成背胰芽与腹胰芽。两者分别演化为背胰与腹胰,最终两者融合形成胰腺。其中,背胰形成胰头上份、胰体和胰尾;腹胰形成胰头下份。

七、泄殖腔的演变

后肠末端膨大即泄殖腔。其腹侧与尿囊相连,末端以泄殖腔膜封闭。第 6 周至第 7 周,尿囊与后肠之间的间充质增生,形成一突入泄殖腔的镰状隔膜,称为尿直肠隔。尿直肠隔与泄殖腔膜相接触,进而把泄殖腔分为腹侧的尿生殖窦,发育为膀胱与尿道;背侧的肛直肠管,发育为直肠和肛管上部。而泄殖腔膜被分为腹侧的尿生殖膜与背侧的肛膜。

八、消化系统常见畸形与成因

(1)消化管狭窄、闭锁与重复畸形:消化管发育过程中,上皮细胞一度过度增生而导致管腔闭塞;随后的过度凋亡可使管腔重新出现。如果在此重建过程中细胞凋亡受阻,可导致消化管管腔过细——消化管狭窄、无管腔——消化管闭锁、管腔内留有隔膜——消化管重复畸形。

（2）先天性脐疝：肠袢未从脐腔内退回腹腔或者退回后脐腔未闭锁。

（3）卵黄管异常：卵黄管应该在第 6 周闭锁并退化消失，如果未闭锁，则在回肠和脐之间残留一瘘管，出生后肠内容物可通过此管从脐漏出，称为脐瘘/卵黄蒂瘘；如果卵黄管远段闭锁，基部保留一段盲囊连于回肠，称为美克尔憩室，常见其顶端通过卵黄蒂韧带与脐相连。

（4）中肠袢旋转异常：肠袢退回腹腔时未发生旋转、旋转未到位、反向旋转等，常伴有肝、脾、心、肺的异位。

（5）先天性无神经节性巨结肠：由神经嵴细胞未能迁移至结肠壁所致，导致近段结肠内粪便淤积，多见于乙状结肠。

（6）肛门闭锁：肛管与外界不通称为肛门闭锁，常伴有直肠膀胱瘘、直肠尿道瘘、直肠阴道瘘。

（7）环状胰：腹胰芽可分为左右两叶，如果两叶分别相反绕十二指肠与背胰融合，即环状胰，可压迫十二指肠和胆总管，甚至造成十二指肠梗阻。

九、后肾的演变过程

第 5 周，后肾开始形成。

（1）输尿管芽：中肾管末端近泄殖腔处向背侧长出一个盲管，向胚体背、颅侧延伸，长入中肾嵴尾端的中胚层内（生后肾组织）。随后，末端膨大反复分支，分别形成肾盂、肾大盏、肾小盏、乳头管和集合小管。

（2）生后肾组织：中肾嵴尾端的中胚层细胞密集呈帽状包围在输尿管芽的末端，即生后肾组织。其外周分化为肾被膜，中央部分形成多个细胞团。细胞团分化为肾小管，一端与弓形集合小管的盲端相连，另一端膨大凹陷形成肾小囊，与深入其内的毛细血管球组成肾小体。后肾在生长过程中伴随胚胎腹部生长和输尿管芽的伸展，逐渐上升至腰部。

十、中肾管与中肾旁管在男女生殖系统发育中的意义

男性：支持细胞分泌抗中肾旁管素，抑制中肾旁管发育，使其退化；睾丸间质细胞分泌雄激素促进中肾管演化为附睾管、输精管和射精管；中肾小管大部分退化，与睾丸相邻的发育为附睾中的输出小管。

女性：缺乏睾丸间质细胞与支持细胞，中肾管退化，中肾旁管发育。中肾旁管上段与中段形成输卵管，左右中肾旁管的下段在中央合并形成子宫及阴道穹隆部。残留的中肾管与中肾小管形成卵巢冠及卵巢旁体等结构

十一、泌尿系统与生殖系统常见畸形及其成因

1. 泌尿系统

（1）多囊肾：集合小管盲端与远端小管末端未接通；集合小管发育异常，管道堵塞，最终导致

肾单位产生的尿液形成多个囊泡,周围肾组织受压、萎缩,造成肾功能障碍。

(2)异位肾:肾在上升过程中受阻,不能达到正常位置,常见位于骨盆腔内或者腹腔低位。

(3)马蹄肾:左右肾下端异常融合形成,呈马蹄形,上升过程中受肠系膜下动脉根部的阻挡,两侧输尿管受压,导致尿路阻塞与感染。

(4)双输尿管:为输尿管芽过早分支所致,造成一个肾有两个肾盂,各连一条输尿管,并均开口于膀胱;或者两个输尿管在下方合并为一条,开口于膀胱。

(5)脐尿瘘:膀胱顶端与脐之间的脐尿管未闭锁,出生后尿液可从脐部漏出。

(6)膀胱外翻:尿生殖窦与表面外胚层之间未形成间充质,导致下腹壁正中无肌肉覆盖,膀胱腹侧壁与脐下腹侧壁之间变薄,表皮和膀胱壁破裂,黏膜外翻。

2. 生殖系统

(1)隐睾:睾丸未下降至阴囊而停留在腹腔或腹股沟等处,分为腹腔内、腹腔外隐睾,单侧、双侧隐睾。

(2)先天性腹股沟疝:腹膜腔与鞘膜腔之间的通道没有闭合或闭合不全,腹压增大时部分肠管突入鞘膜腔。

(3)子宫发育异常:①双子宫——左右中肾旁管的下段完全未闭合,常伴有双阴道;②双角子宫——仅中肾旁管下段的上半部未闭合;③中隔子宫——中肾旁管下段合并后,融合壁未完全消失,致子宫中留有一纵膈。

(4)阴道闭锁:尿生殖窦的窦结节未形成阴道板或者阴道板未形成管腔。

(5)尿道下裂:左右尿生殖褶未能在中线完全愈合,在阴茎腹侧面有尿道的裂口。

(6)两性畸形:为性分化异常所致,外生殖器与第二性征介于男女之间,包括真两性畸形——同时具有46,XY和46,XX;假两性畸形——患者体内仅有一套不发达的男性或女性生殖腺,男性假两性畸形,为雄激素分泌不足,外生殖器似女性,为46,XY,女性假两性畸形,为肾上腺皮质分泌雄激素过多所致,外生殖器似男性,为46,XX。

(7)睾丸女性化综合征:又称先天性雄激素受体缺乏症,外阴呈女性,并具有女性第二性征。成因是患者有睾丸,可分泌雄激素,但体内细胞缺乏雄激素受体,中肾管不能发育为男性生殖管道,外生殖器也不向男性方向分化。但因为睾丸支持细胞可产生抗中肾旁管素,所以输卵管与子宫也不发育。

十二、心房分隔过程与相关先天畸形成因

1. 心房分隔过程

(1)第4周,原始心房背侧壁中央出现半月形矢状隔,即原发隔或第一房间隔。原发隔向心内膜垫方向生长,其游离缘与心内膜垫之间形成的孔,称为原发孔或第一房间孔,此孔最后闭合。在原发孔未闭合之前,原发隔的上部中央变薄,并穿孔、融合为一个大孔,即继发孔或第二

房间孔。至此,原始心房分为左右两部分,中间通过继发孔相通。

(2)第 5 周末,原发隔的右侧又长出一个半月形的隔,称继发隔或第二房间隔。其下缘的前、后角与心内膜垫接触,游离缘的下方留有一个卵圆形的孔,即卵圆孔,位置低于继发孔。原发隔上部融合于左心房壁,其余部分在继发隔的左侧盖在卵圆孔上,称为卵圆孔瓣。

2. 先天畸形

房间隔缺损,成因有卵圆孔瓣出现许多穿孔;原发隔过度吸收,导致卵圆孔瓣过小;继发隔发育不全,形成异常大的卵圆孔;原发隔吸收过度,合并继发隔又形成大的卵圆孔,导致更大的房间隔缺损。

十三、动脉干与心动脉球的分隔与相关先天畸形成因

1. 动脉干与心动脉球的分隔

第 5 周,动脉干与心动脉球内膜下组织局部增厚,形成一对螺旋状纵嵴,即左右球嵴。左右球嵴在中线融合成螺旋状的主动脉肺动脉隔,将动脉干与心动脉球分割为肺动脉干和升主动脉。螺旋状的主动脉肺动脉隔导致肺动脉干成扭曲状围绕升主动脉,最终主动脉连左心室;肺动脉连右心室。

2. 先天畸形

(1)主动脉与肺动脉错位:主动脉肺动脉隔没有按照螺旋方向生长,而是形成平直的隔板;常伴有房室隔或室间隔缺损、动脉导管未闭。

(2)主动脉或肺动脉狭窄:动脉干与心动脉球分隔不均匀,导致一侧动脉粗大,另一侧动脉狭小;常伴有室间隔膜部缺损、较大动脉骑跨(法洛四联症)

(3)动脉干永存:主动脉肺动脉隔严重缺损或未发生,导致动脉干不分隔,骑跨在左右心室之上;左右肺动脉直接从动脉干两侧发出。

(4)法洛四联症:动脉干与心动脉球分隔不均匀,导致主动脉骑跨、肺动脉狭窄、右心室肥大、室间隔缺损。

(5)动脉导管未闭:出生后动脉导管壁肌组织不能收缩,导致肺动脉与主动脉相通。

十四、脑泡的演变与大脑皮质的组织发生

1. 脑泡的演变

第 4 周,神经管头端依次形成前脑泡、中脑泡和菱脑泡。第 5 周,前脑泡的头端向两侧膨大,形成左右两个端脑,以后演变为大脑两个半球,尾端形成间脑;中脑泡演变为中脑;菱脑泡演

变为头侧的后脑和尾侧的末脑，其中，后脑演变为小脑和脑桥，末脑演变为延髓。

2. 大脑皮质的发生

端脑套层的成神经细胞迁移分化，分三个阶段：最早出现原皮质/古皮质，继而出现旧皮质，最晚出现新皮质。最早出现的皮质结构为海马和齿状回，相当于原皮质/古皮质；随后，在纹状体的外侧，大量成神经细胞聚集并分化，形成梨状皮质，相当于旧皮质；不久，神经上皮分裂、增殖、分化为成神经细胞，并分期分批迁至表层，并分化为神经细胞，形成新皮质。由于成神经细胞是分期分批迁移的，因此皮质中的神经细胞呈层状分布。越早产生和迁移的细胞其位置越深；反之则浅，即靠近皮质表层。胎儿出生时，新皮质已形成6层结构。

十五、视杯的形成和分化

1. 视杯形成

第3周，神经管未闭合之前，前端两侧发生一对视沟。第4周，神经管前端闭合成前脑，同时视沟向外膨出形成一对视泡，其腔与脑室相通。视泡远端膨大贴近表面外胚层，并内陷形成视杯；近端变细，形成视柄，与间脑相连。

2. 视杯分化

视杯的内外两层共同分化为视网膜：外层为视网膜色素上皮层，内层增厚形成神经上皮层，后续分化出各种神经细胞。视杯的边缘部内层上皮不增厚，与外层分化的色素上皮相贴，视杯前缘伸展成视网膜的睫状体部与虹膜部（视网膜盲部）。

十六、听泡的形成和分化

1. 听泡的形成

第4周初，菱脑诱导两侧的表面外胚层增厚形成听板，继而向下方间充质内陷，形成听窝，听窝闭合并与表面外胚层分离，形成囊状的听泡。

2. 听泡的分化

听泡向背腹方向延伸增大，形成背侧的前庭囊和腹侧的耳蜗囊，并在背端内侧长出一囊管，即内淋巴管。管的盲端膨大形成内淋巴囊。前庭囊形成三个半规管和椭圆囊的上皮；耳窝囊形成球囊和耳蜗管的上皮。听泡及周围的间充质演变为内耳膜迷路。第3个月，膜迷路周围间充质分化为软骨囊包饶膜迷路。第5个月，软骨囊骨化为骨迷路。至此，膜迷路完全套入骨迷路内,两者间隔以外淋巴间隙。

十七、神经系统、眼与耳相关先天畸形及其成因

1. 神经系统

(1)前神经孔未闭合——无脑畸形;后神经孔未闭合——脊髓裂。成因是神经管闭合与发育不全。

(2)脑积水,成因是脑室系统发育障碍、脑脊液生成和吸收失衡。

2. 眼

(1)虹膜缺损:脉络膜裂在虹膜处未完全闭合,造成虹膜下方缺损,瞳孔呈钥匙孔样。

(2)瞳孔膜存留:覆盖在晶状体前面的瞳孔膜出生前吸收不完全,导致晶状体前方保留残存的结缔组织网。出生后可随年龄增长而被吸收或通过手术去除。

(3)先天性白内障:晶状体不透明。

(4)先天性青光眼:巩膜静脉窦发育异常或缺失,导致房水回流受阻,眼压增高,眼球膨大,最终导致视网膜损伤而失明。

3. 耳

(1)先天性外耳道狭窄及闭锁:第一鳃沟和第一、二鳃弓发育异常。

(2)先天性耳聋:一种是常染色体隐性遗传,原因包括内耳发育不全、耳蜗神经发育不良、听小骨发育缺陷、外耳道闭锁等;另一种是药物导致。

(3)小耳:耳郭部分或完全缺失,伴有外耳道闭锁。

附图

第一章　上皮组织
（epithelial tissue）

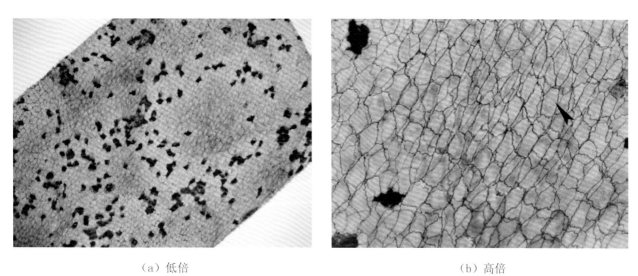

（a）低倍　　　　　　　　　　　　　　　　　　（b）高倍

图 1-1-1　单层扁平上皮——大网膜

（simple squamous epithelium，omentum majus）

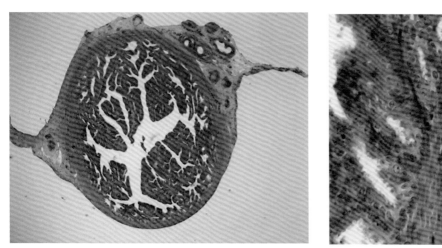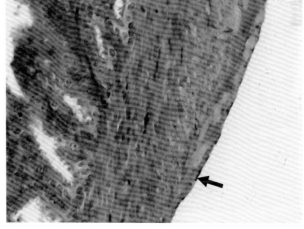

（a）低倍　　　　　　　　　　　　　　　　　　（b）高倍

图 1-1-2　单层扁平上皮——输卵管

（simple squamous epithelium，uterine tube）

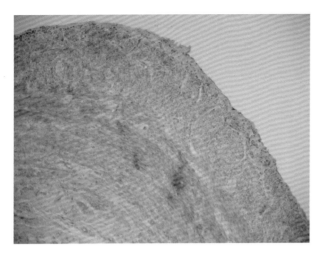 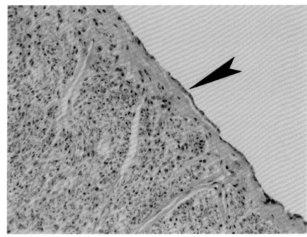

（a）低倍　　　　　　　　　　　　　　　　　（b）高倍

图 1-1-3　单层扁平上皮——阑尾

（simple squamous epithelium，appendix）

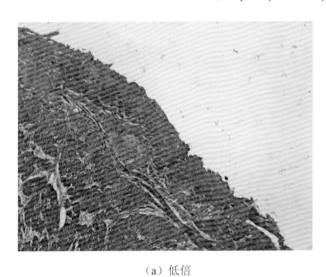 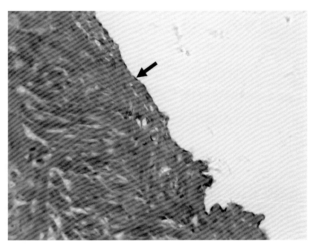

（a）低倍　　　　　　　　　　　　　　　　　（b）高倍

图 1-1-4　单层扁平上皮——胃底

（simple squamous epithelium，fundus of stomach）

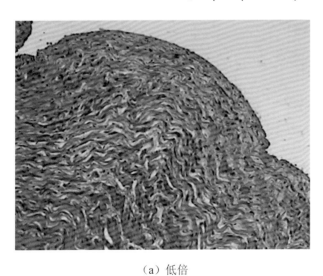 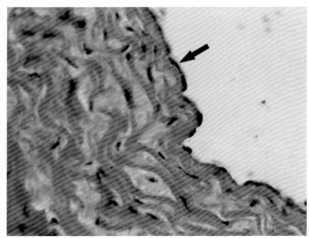

（a）低倍　　　　　　　　　　　　　　　　　（b）高倍

图 1-1-5　单层扁平上皮——大动脉

(simple squamous epithelium，large artery)

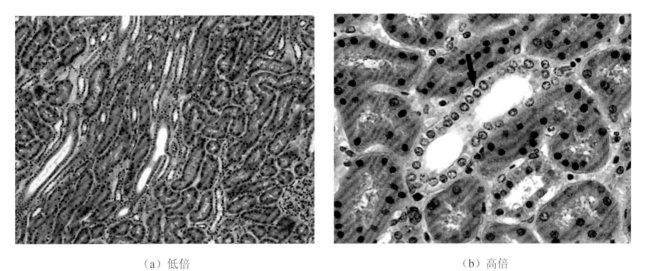

（a）低倍　　　　　　　　　　　　　　　　　　　　（b）高倍

图 1-2-1　单层立方上皮——肾小管

（simple cuboidal epithelium，renal tubule）

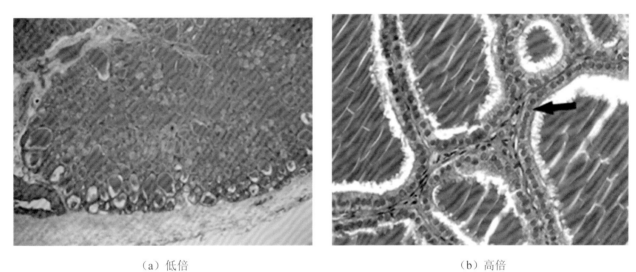

（a）低倍　　　　　　　　　　　　　　　　　　　　（b）高倍

图 1-2-2　单层立方上皮——甲状腺

（simple cuboidal epithelium，thyroid gland）

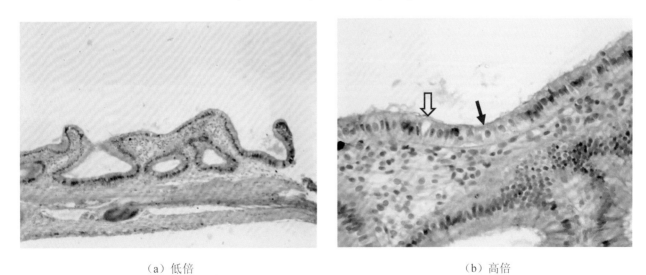

（a）低倍　　　　　　　　　　　　　　　　　　　　（b）高倍

图 1-3-1　单层柱状上皮——胆囊

（simple columnar epithelium，gall bladder）

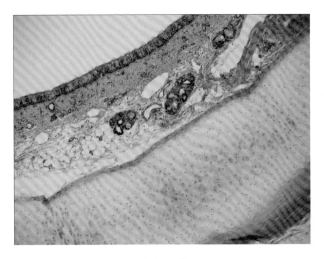
（a）低倍

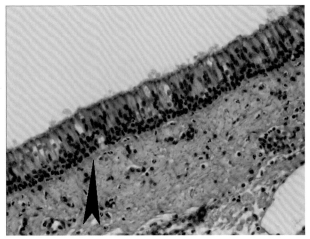
（b）高倍

图 1-4-1　假复层纤毛柱状上皮——气管

（pseudostratified ciliated columnar epithelium，trachea）

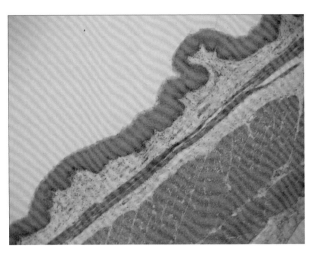
（a）低倍

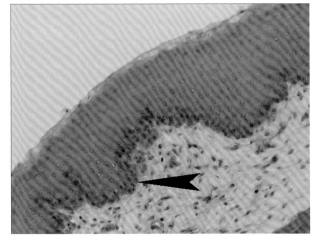
（b）高倍

图 1-5-1　未角化复层扁平上皮——食管

（nonkeratinized stratified squamous epithelium，esophagus）

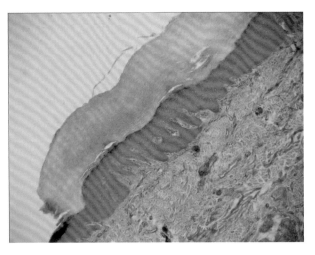
（a）低倍

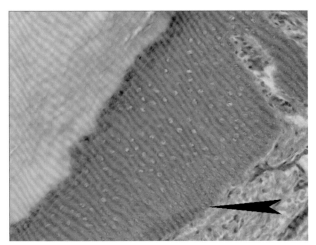
（b）高倍

图 1-6-1　角化的复层扁平上皮——皮肤

（keratinized stratified squamous epithelium，skin）

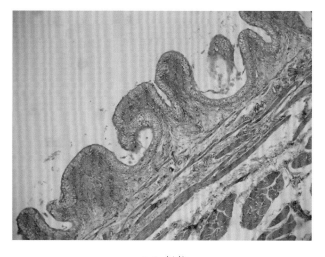

（a）低倍

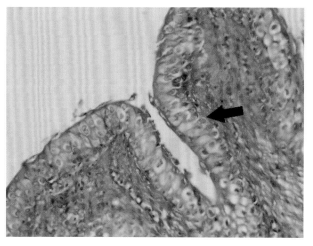

（b）高倍

图 1-7-1　变移上皮——空虚膀胱

（transitional epithelium，empty bladder）

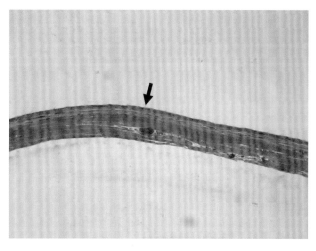

（a）低倍

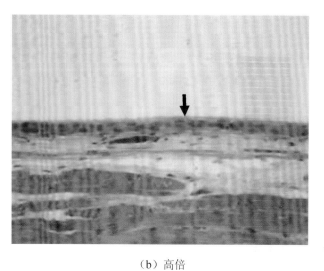

（b）高倍

图 1-7-2　变移上皮——充盈膀胱

（transitional epithelium，full bladder）

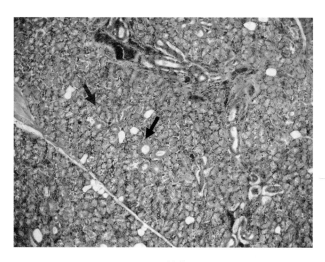

（a）低倍

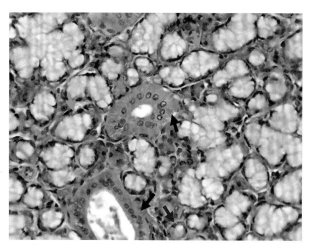

（b）高倍

图 1-8-1　腺上皮 1

（glandular epithelium 1）

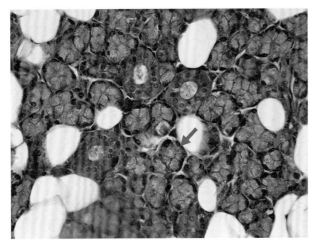

（a）高倍　　　　　　　　　　　　　　　　　（b）高倍

图 1-8-2　腺上皮 2
（glandular epithelium 2）

第二章　结缔组织
(connective tissue)

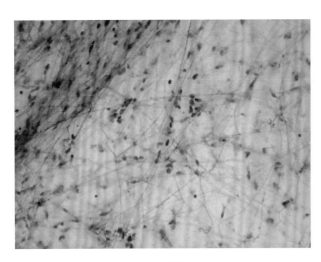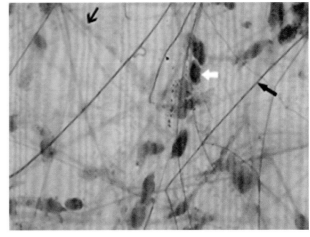

（a）低倍　　　　　　　　　　　　　　　　　（b）高倍

图 2-1-1　疏松结缔组织
（loose connective tissue）

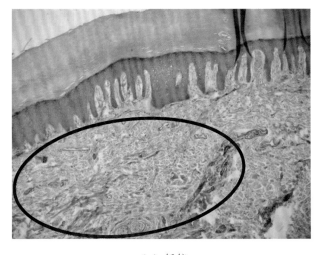 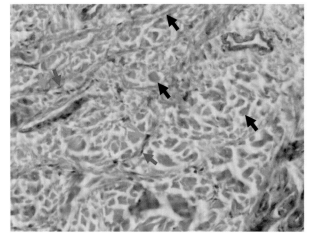

（a）低倍 　　　　　　　　　　　　　　　（b）高倍

图 2-2-1　不规则致密结缔组织——手指皮肤
（irregular tight connective tissue，finger skin）

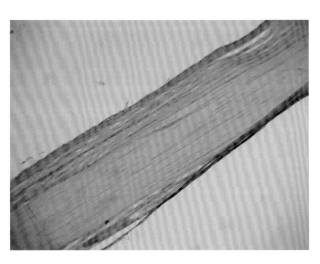 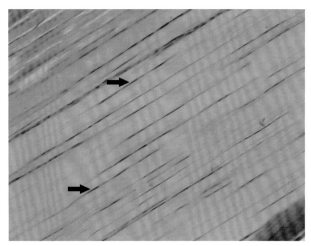

（a）低倍 　　　　　　　　　　　　　　　（b）高倍

图 2-2-2　规则致密结缔组织——肌腱
（regular tight connective tissue，tendon）

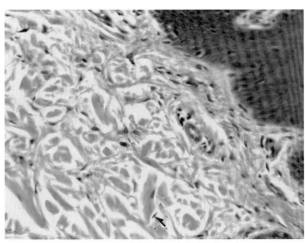 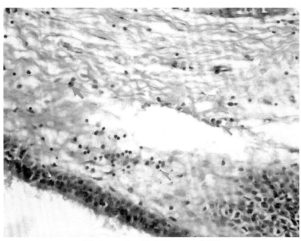

图 2-3-1　成纤维细胞与纤维细胞　　　　　图 2-4-1　浆细胞——气管
（fibroblast & Fibrocyte）　　　　　　　（plasma cell，trachea）

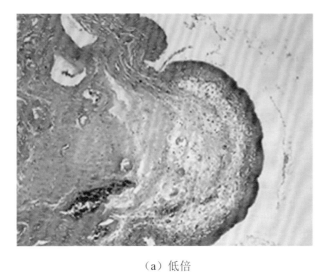

（a）低倍 　　　　　　　　　　　　　　（b）高倍

图 2-4-2　浆细胞，肉芽组织
(plasma cell，granulation tissue)

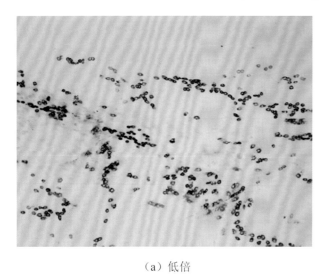

（a）低倍 　　　　　　　　　　　　　　（b）高倍

图 2-5-1　肥大细胞
(mast cell)

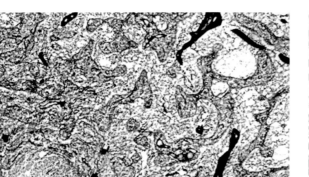
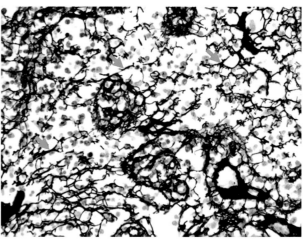

（a）低倍 　　　　　　　　　　　　　　（b）高倍

图 2-6-1　网状纤维
(reticular fiber)

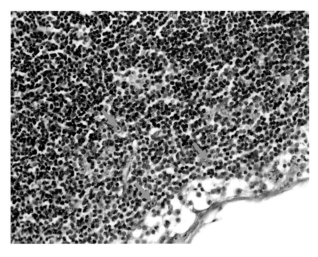

图 2-6-2　网状细胞
（reticulocyte）

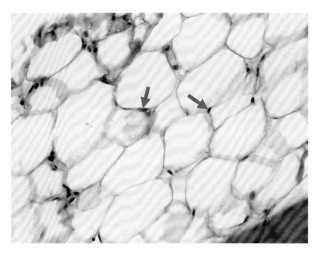

图 2-7-1　脂肪细胞
（fat cell）

第三章　软骨与骨
(cartilage ＆ bone)

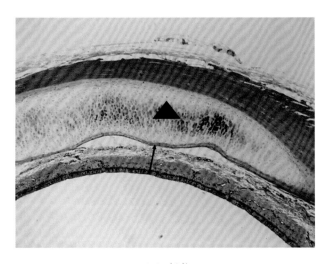

（a）低倍

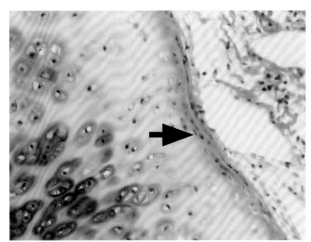

（b）高倍

图 3-1-1　透明软骨——气管
（hyaline cartilage，trachea）

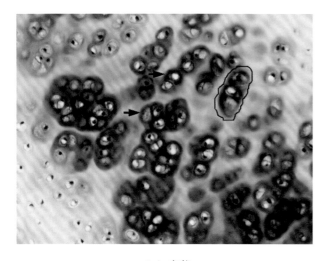
（a）高倍

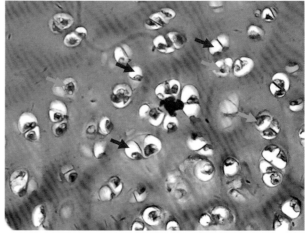
（b）高倍

图 3-1-2 透明软骨——气管
（hyaline cartiloge，trachea）

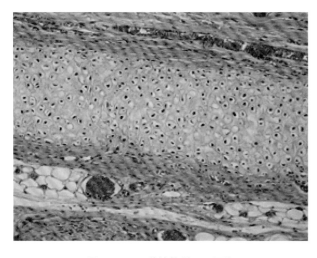

图 3-2-1 弹性软骨——耳部
（elastic cartilage，auricle）

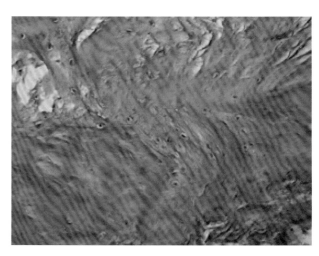

图 3-3-1 纤维软骨——椎间盘
（fibrous cartilage，intervertebral disc）

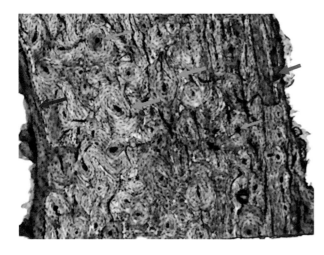
（a）低倍

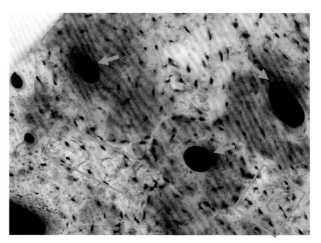
（b）高倍

图 3-4-1 长骨骨干横切面
（cross section of long bone shaft）

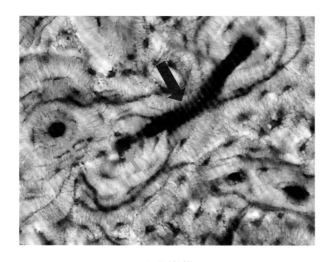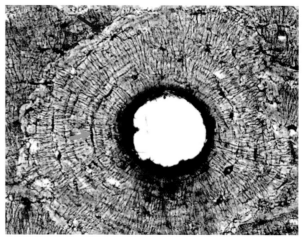

（a）高倍 　　　　　　　　　　　　　　　　　（b）高倍

图 3-4-2　长骨骨干横切面
（cross section of long bone shaft）

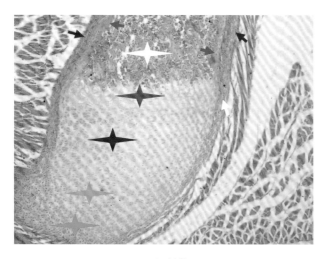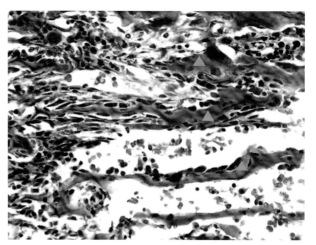

（a）低倍 　　　　　　　　　　　　　　　　　（b）高倍

图 3-5-1　新生鼠的长骨发生
（the development of long bone of neonatal rat）

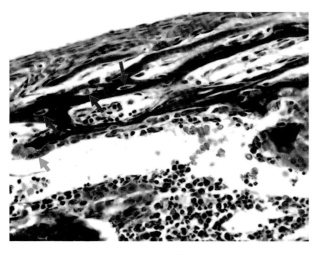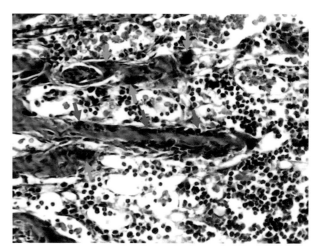

（a）高倍 　　　　　　　　　　　　　　　　　（b）高倍

图 3-5-2　骨细胞、成骨细胞和破骨细胞
（osteocyte，osteoblast & osteoclast）

第四章 血 液
(blood)

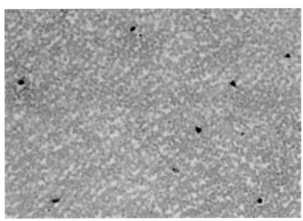

图 4-1-1　血涂片
（blood smear）

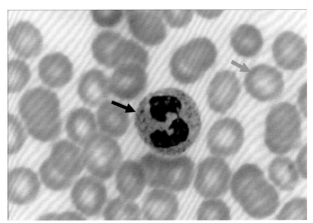

图 4-1-2　红细胞、中性粒细胞
（erythrocyte，neutrophil）

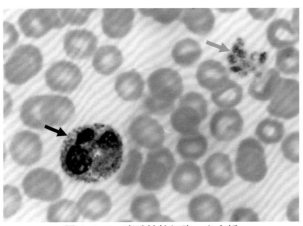

图 4-1-3　嗜酸性粒细胞，血小板
（eosinophil，platelet）

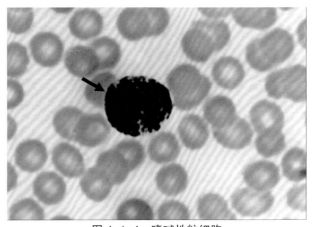

图 4-1-4　嗜碱性粒细胞
（basophil）

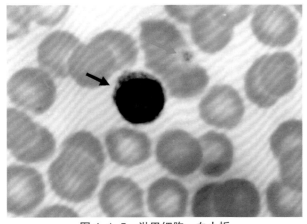

图 4-1-5　淋巴细胞，血小板
（lymphocyte，platelet）

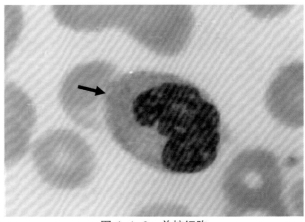

图 4-1-6　单核细胞
（monocyte）

第五章 肌组织
(muscle tissue)

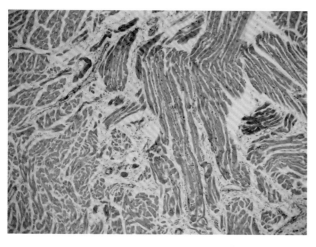

（a）低倍

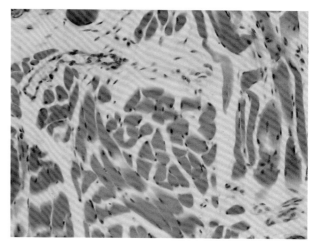

（b）高倍

图 5-1-1　骨骼肌
（skeletal muscle）

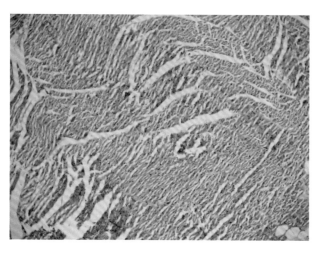

（a）低倍

（b）高倍（纵切面）

图 5-2-1　心肌
（cardiac muscle）

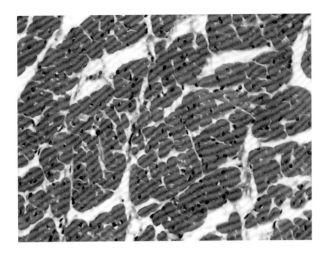

图 5-2-2　心肌（横切面）
（cardiac muscle）

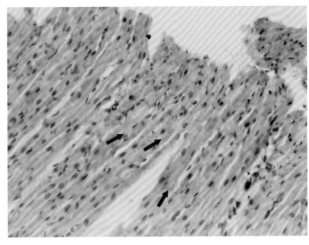

图 5-3-1　心肌闰盘
（intercalated disc）

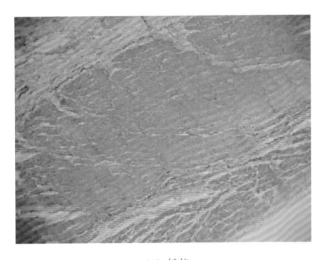

（a）低倍

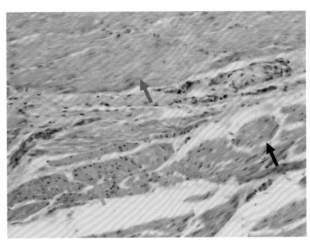

（b）高倍

图 5-4-1　平滑肌
（smooth muscle）

第六章 神经组织
（nerve tissue）

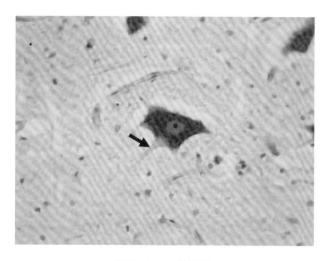

图 6-1-1 神经元
（neuron）

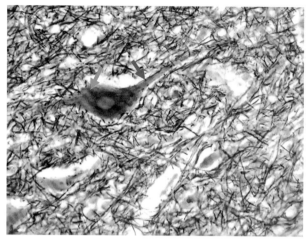

图 6-2-1 神经原纤维与突触小体
（neurofibril & synaptic knob）

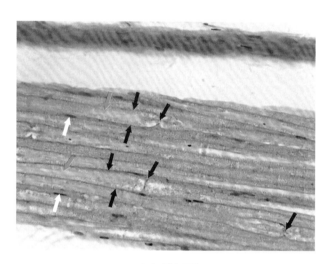

（a）纵切面

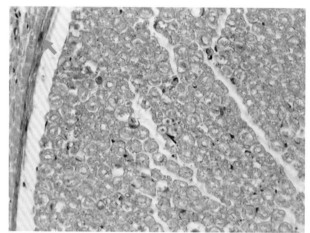

（b）横切面

图 6-3-1 有髓神经纤维
（myelinated nerve fiber）

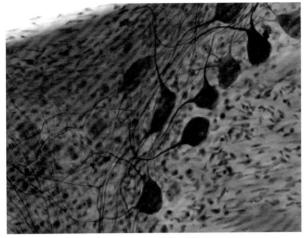

图 6-4-1　肌间神经丛
（intermuscular nerve plexus）

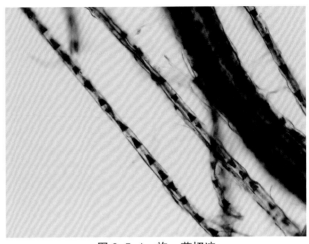

图 6-5-1　施 - 蓝切迹
（Schmidt–Lantermann incisure）

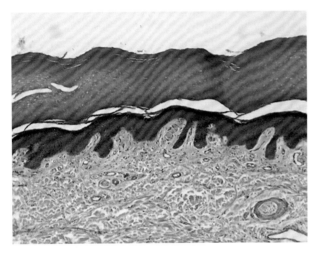

（a）低倍

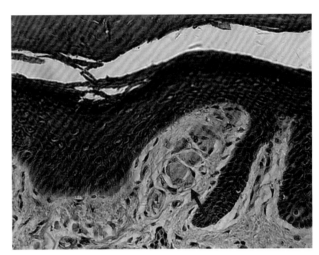

（b）高倍

图 6-6-1　触觉小体
（tactile corpuscle）

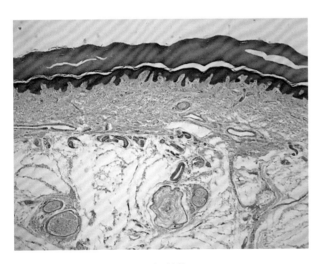

（a）低倍

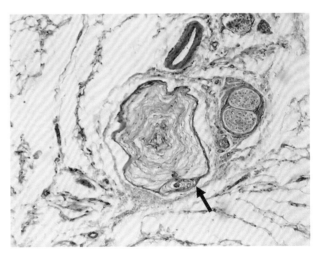

（b）高倍

图 6-6-2　环层小体
（lamellar corpuscle）

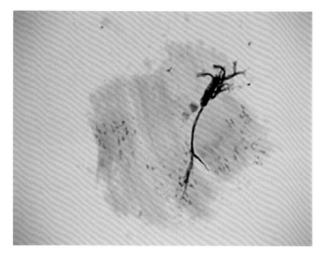

（a）低倍 （b）高倍

图 6-7-1　运动终板
（motor end plate）

第七章　神经系统
(the nervous system)

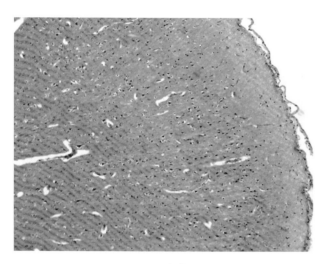
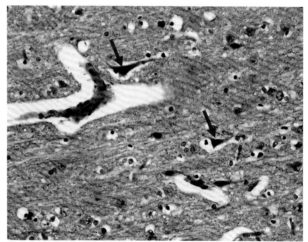

（a）低倍 （b）高倍锥体细胞（pyramidal cell）

图 7-1-1　大脑皮质
（cerebral cortex）

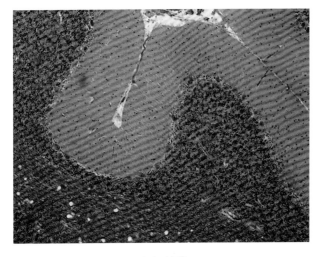

（a）低倍 　　　　　　　　　　　　（b）高倍浦肯野细胞（purkinje cell）

图 7-2-1　小脑皮质

（cerebellar cortex）

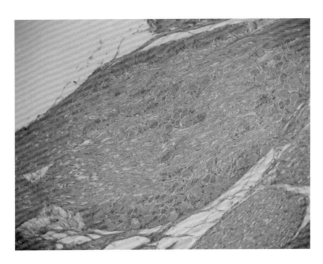
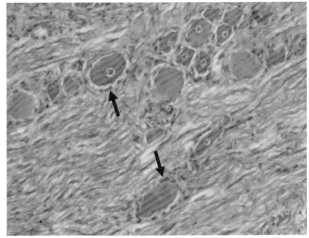

（a）低倍 　　　　　　　　　　　　　　　（b）高倍

图 7-3-1　脊神经节

（spinal ganglion）

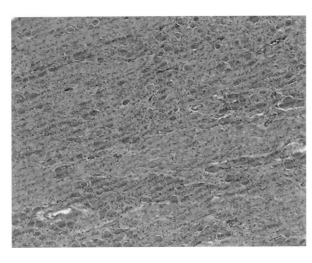
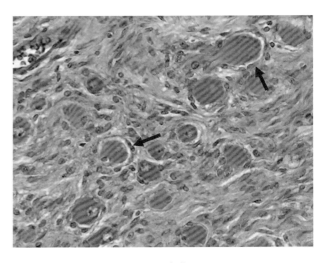

（a）低倍 　　　　　　　　　　　　　　　（b）高倍

图 7-4-1　交感神经节

（sympathetic ganglion）

第八章 循环系统
(the circulatory system)

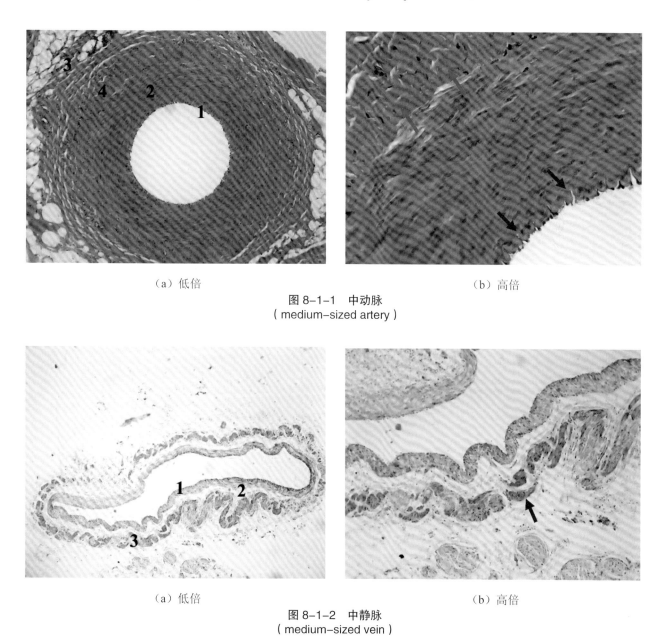

（a）低倍

（b）高倍

图 8-1-1 中动脉
（medium-sized artery）

（a）低倍

（b）高倍

图 8-1-2 中静脉
（medium-sized vein）

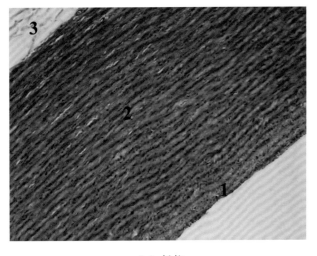

（a）低倍 　　　　　　　　　　　　　　　（b）高倍

图 8-2-1　大动脉
（large artery）

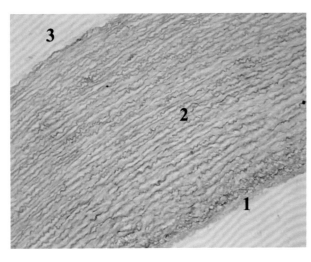

（a）低倍 　　　　　　　　　　　　　　　（b）高倍

图 8-2-2　大动脉
（large artery）

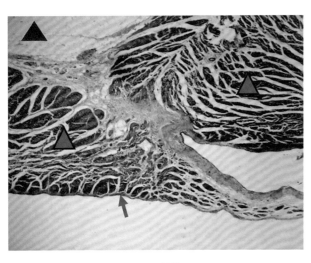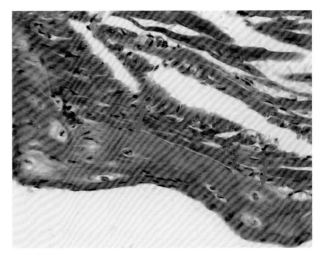

（a）低倍 　　　　　　　　　　　　　　　（b）高倍

图 8-3-1　心脏壁
（heart wall）

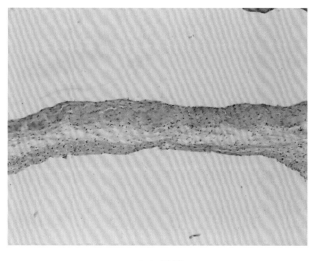

（a）低倍　　　　　　　　　　　　　　　（b）高倍

图 8-3-2　心脏瓣膜
（cardiac valve）

第九章　免疫系统
(the immune system)

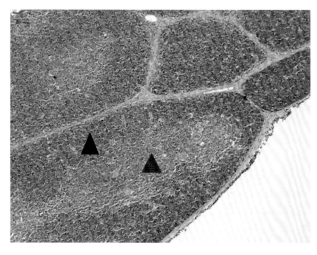

图 9-1-1　胸腺
（thymus）

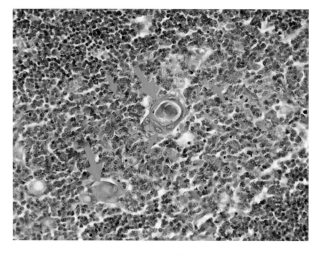

图 9-1-2　胸腺小体
（thymic corpuscle）

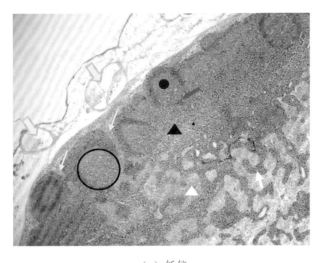

（a）低倍　　　　　　　　　　　　　（b）高倍

图 9-2-1　淋巴结
（lymph node）

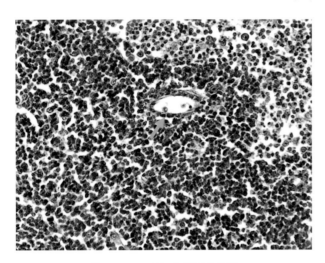

图 9-2-2　毛细血管后微静脉
（postcapillary venule）

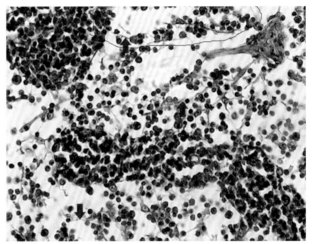

图 9-2-3　髓窦
（medullary sinus）

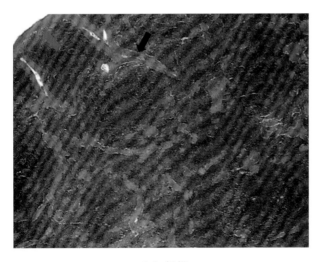

（a）低倍　　　　　　　　　　　　　（b）高倍

图 9-3-1　脾脏
（spleen）

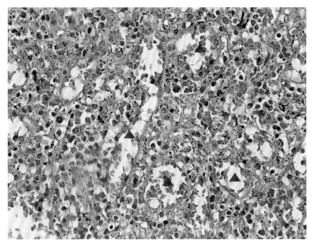

图 9-3-2　脾血窦
(splenic sinus)

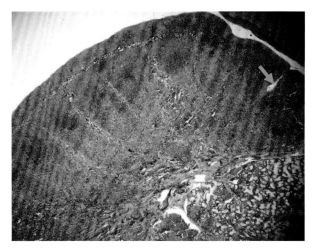

图 9-4-1　腭扁桃体
(palatine tonsil)

第十章　皮　肤

(skin)

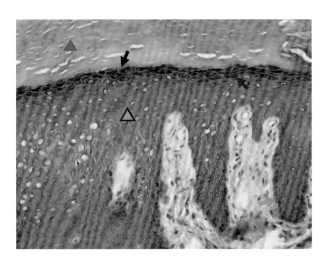

图 10-1-1　手指皮
(finger skin)

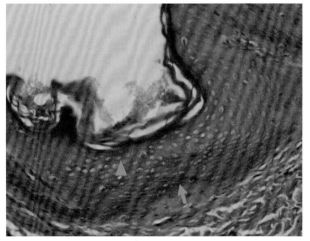

图 10-2-1　头皮
(scalp)

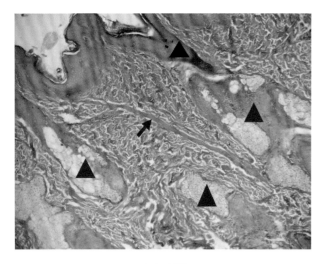
（a）低倍

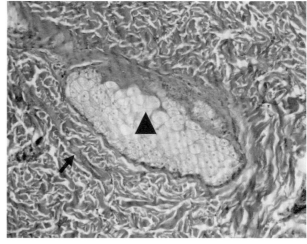
（b）高倍

图 10-2-2 毛根、立毛肌和皮脂腺
（ hair root，arrector pili muscle & sebaceous gland ）

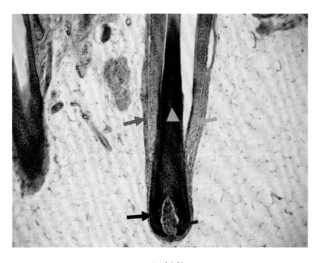
（a）低倍

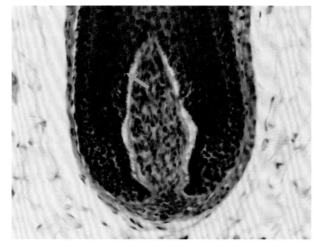
（b）高倍

图 10-2-3 毛球和毛乳头
（ hair bulb & hair papilla ）

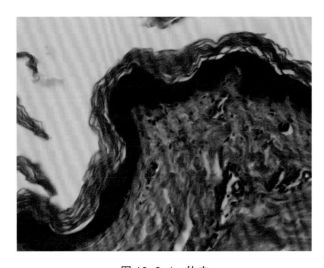
图 10-3-1 体皮
（ skin ）

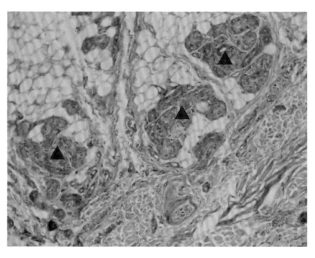
图 10-3-2 外泌汗腺
（ eccrine sweat gland ）

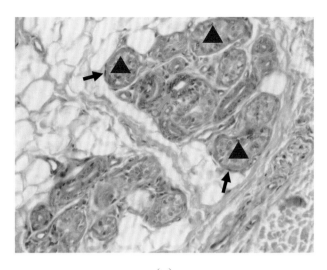

(a)

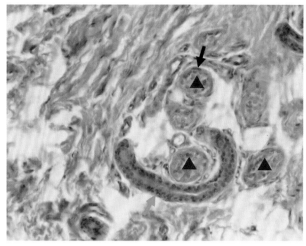

(b)

图 10-3-3　外泌汗腺的分泌部和导管部
（secretory portion and duct portion of eccrine sweat gland）

第十一章　眼与耳
(eye ＆ ear)

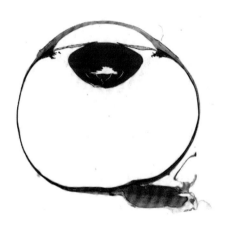

图 11-1-1　眼球
（eye ball）

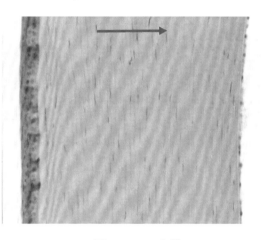

图 11-1-2　角膜
（cornea）

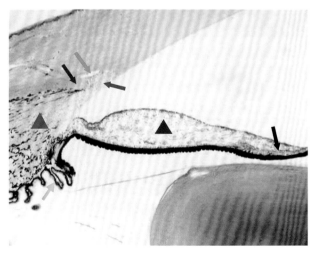

图 11-1-3　眼球前部
（the anterior part of eye wall）

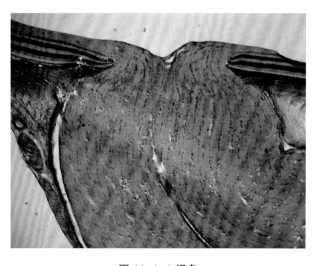

图 11-1-4　视盘
（optic disc）

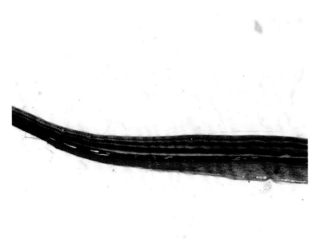

（a）低倍

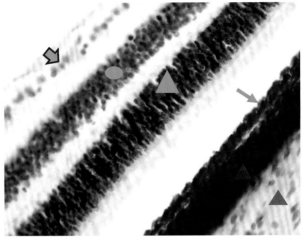

（b）高倍

图 11-1-5 视网膜

（retina）

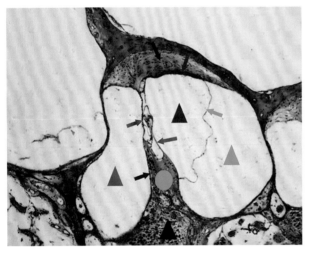

图 11-2-1 耳蜗

（cochlea）

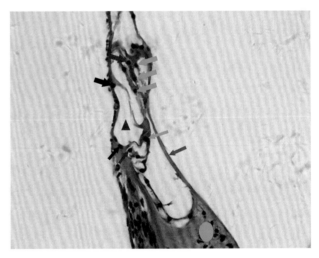

图 11-2-2 螺旋器

（spinal organ）

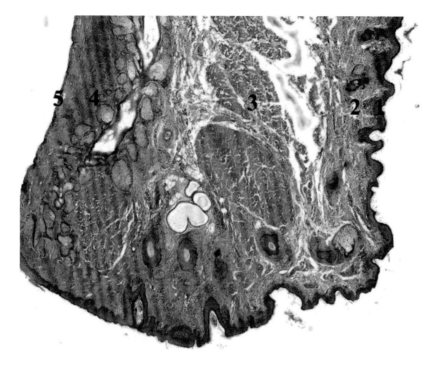

（a）低倍

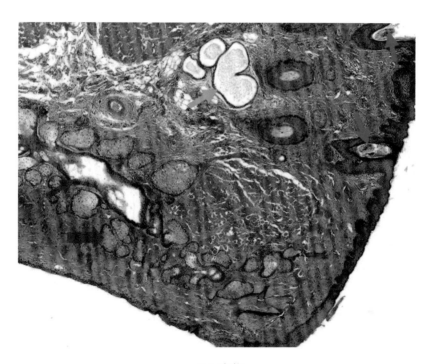

（b）高倍

图 11-3-1　眼睑
（eyelid）

第十二章 内分泌系统
(the endocrine system)

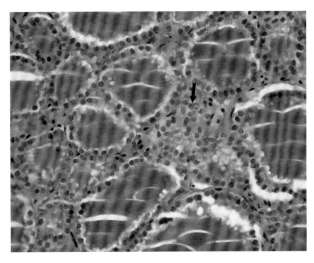

图 12-1-1 甲状腺
（thyroid gland）

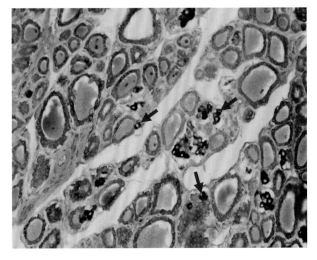

图 12-2-1 滤泡旁细胞
（parafollicular cell）

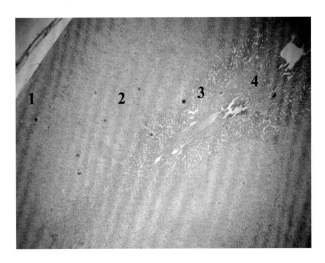

（a）低倍

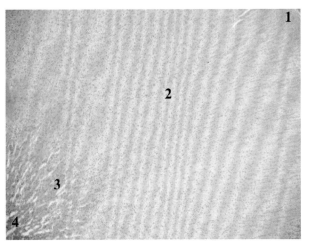

（b）低倍

图 12-3-1 肾上腺
（adrenal gland）

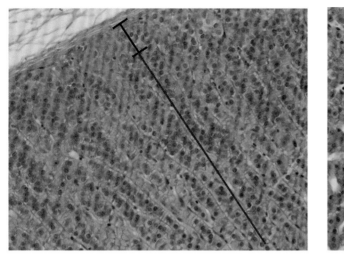

（a）高倍

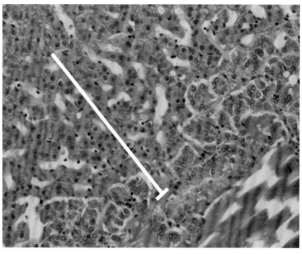

（b）高倍

图 12-3-2　球状带，束状带，网状带和髓质
(zona glomerulosa，zona fasciculata，zona reticularis & medullary)

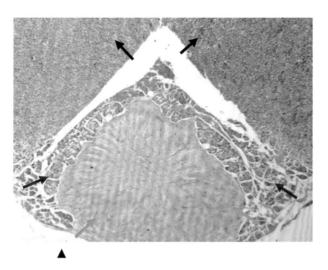

（a）低倍

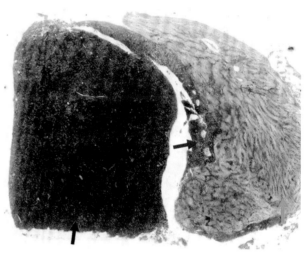

（b）低倍

图 12-4-1　垂体
(hypophysis)

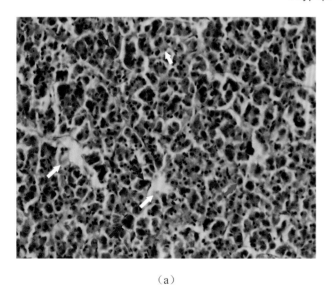

（a）

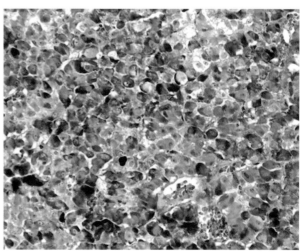

（b）

图 12-4-2　垂体远侧部
(pars distalis of hypophysis)

第十三章 消化管
(digestive tract)

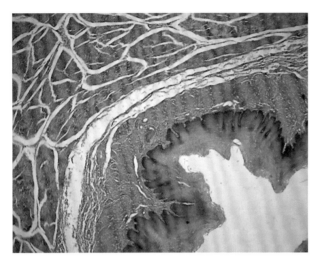

（a）低倍

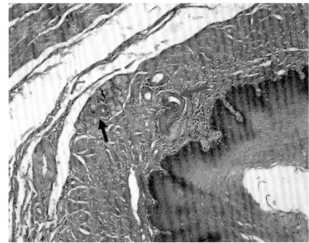

（b）高倍

图 13-1-1　食管
（esophagus）

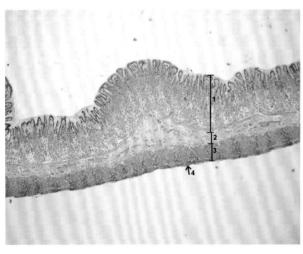

图 13-2-1　胃底

（fundus of stomach）

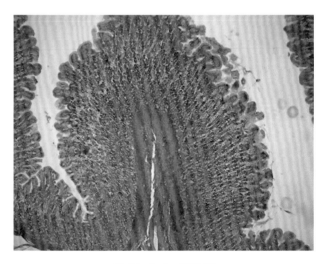

图 13-2-2　胃黏膜

（gastric mucosa）

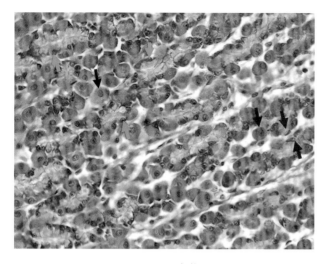
（a）高倍

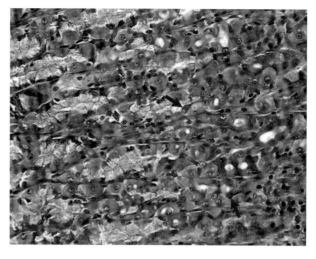
（b）高倍

图 13-2-3　主细胞，壁细胞和颈黏液细胞
（chief cell，parietal cell & mucous neck cell）

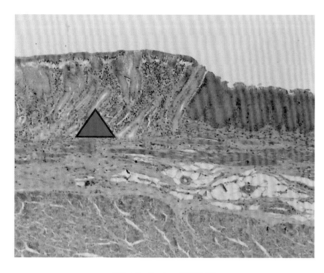

图 13-2-4　胃贲门
（stomachus cardiacus）

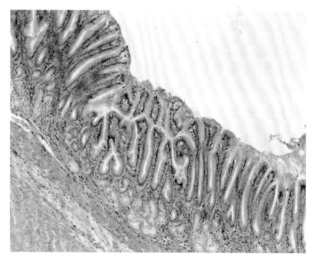

图 13-2-5　胃幽门
（stomachus pyloricus）

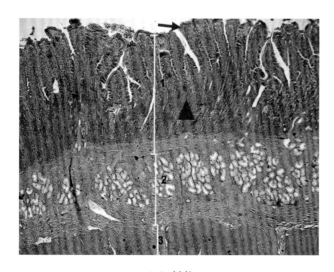
（a）低倍

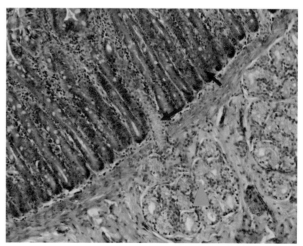
（b）高倍

图 13-3-1　十二指肠
（duodenum）

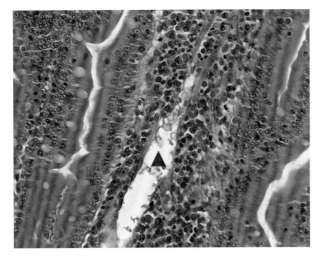

图 13-3-2　十二指肠中央乳糜管

（central lacteal in dundenum）

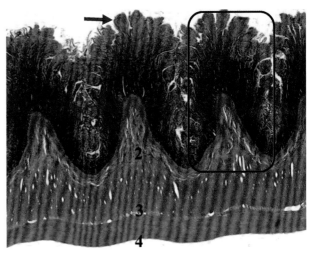

图 13-4-1　空肠

（jejunum）

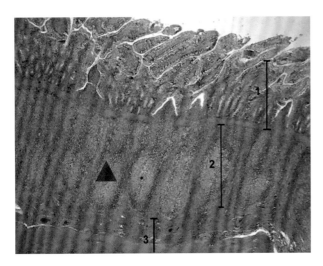

图 13-5-1　回肠

（ileum）

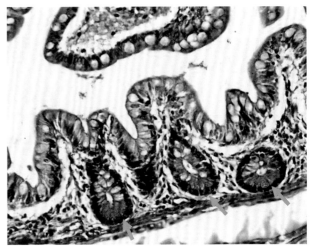

图 13-5-2　帕内特细胞

（Paneth cell）

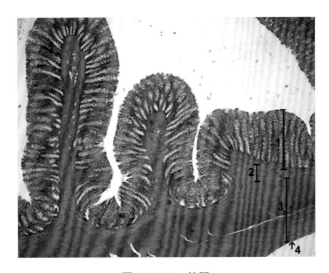

图 13-6-1　结肠

（colon）

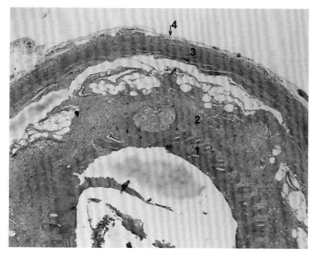

（a）低倍 （b）高倍

图 13-7-1 阑尾
（appendix）

第十四章 消化腺
(digestive glands)

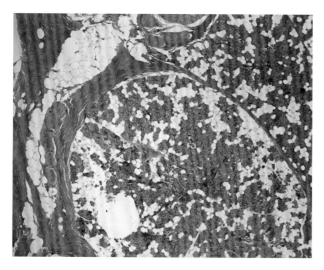

图 14-1-1 腮腺

（parotid gland）

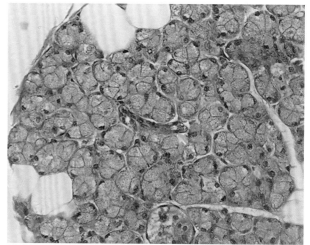

图 14-1-2 闰管

（intercalated duct）

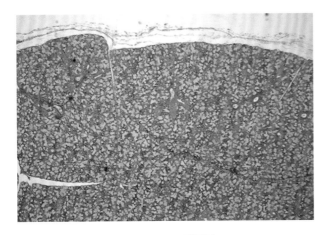

图 14-1-3　舌下腺

（sublingual gland）

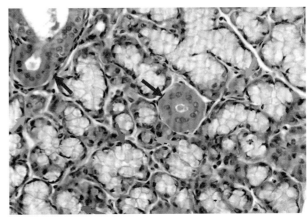

图 14-1-4　闰管、纹状管、黏液性腺泡

（intercalated duct，striated duct，mucinous acinus）

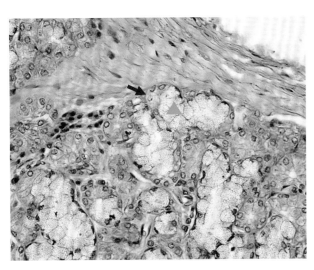

（a）高倍（舌下腺）

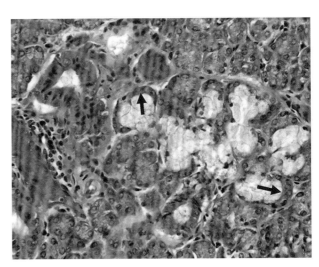

（b）高倍（下颌下腺）

图 14-1-5　浆半月

（serous demilune）

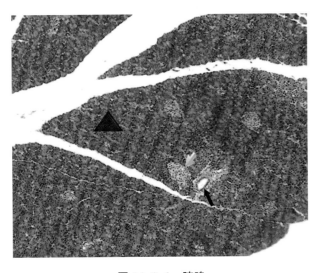

图 14-2-1　胰腺

（pancreas）

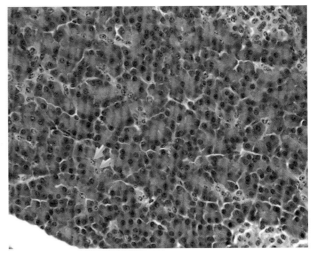

图 14-2-2　泡心细胞——胰腺

（centroacinar cell）

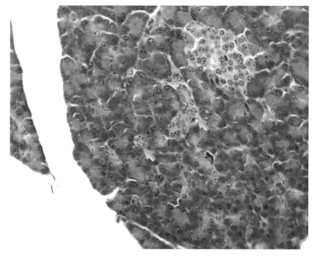

图 14-2-3　闰管——胰腺
(intercalated duct，pancreas)

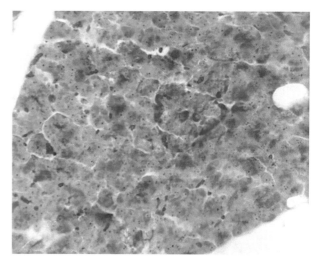

图 14-2-4　胰岛——胰腺
（pancreas islet，pancreas）

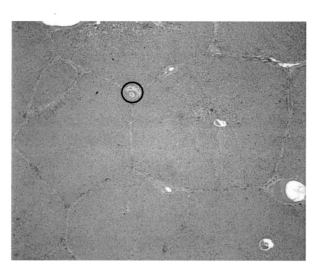

图 14-3-1　猪肝脏

（pork liver）

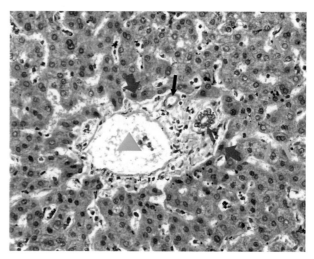

图 14-3-2　门管区

（portal area）

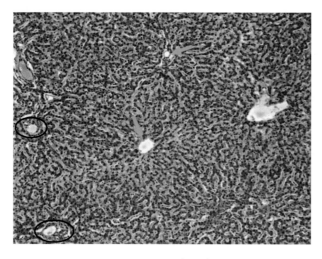

图 14-3-3　人肝脏

（human liver）

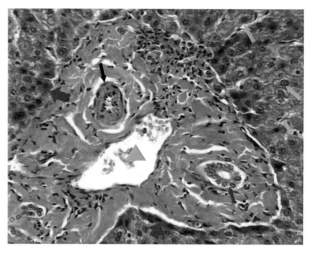

图 14-3-4　门管区

（portal area）

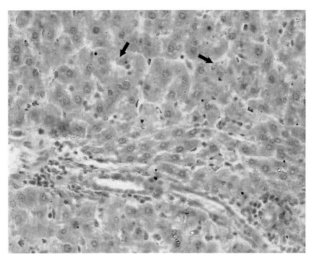

图 14-3-5　肝巨噬细胞

（hepatic macrophage）

第十五章　呼吸系统
(the respiratory system)

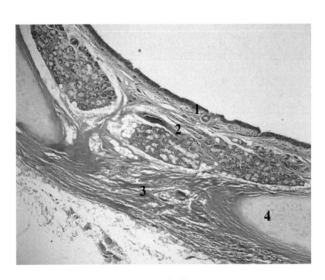

（a）低倍

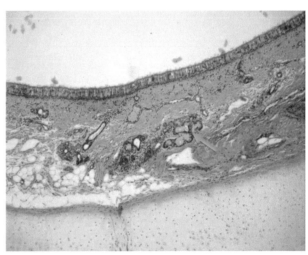

（b）低倍

图 15-1-1　气管
（trachea）

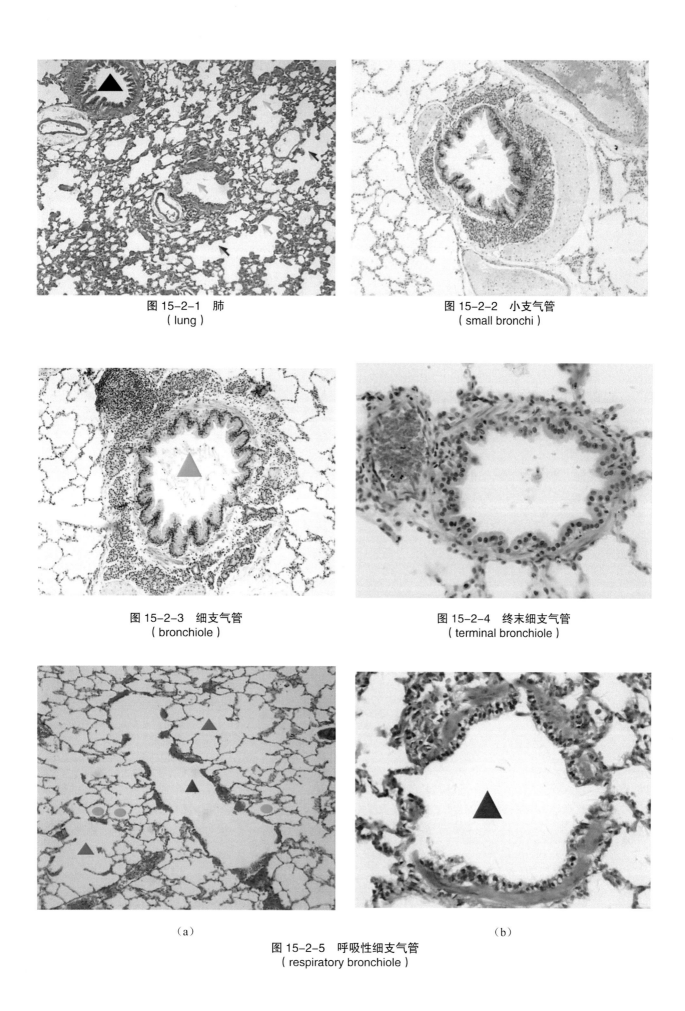

图 15-2-1　肺
（lung）

图 15-2-2　小支气管
（small bronchi）

图 15-2-3　细支气管
（bronchiole）

图 15-2-4　终末细支气管
（terminal bronchiole）

（a）

（b）

图 15-2-5　呼吸性细支气管
（respiratory bronchiole）

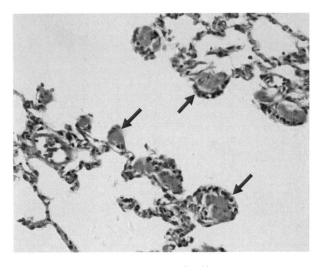

图 15-2-6　肺泡管

（alveolar duct）

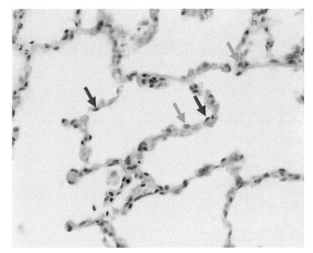

图 15-2-7　肺泡

（pulmonary alveolus）

第十六章　泌尿系统

(the urinary system)

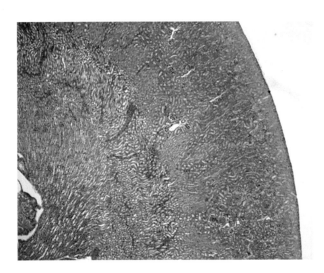

图 16-1-1　肾脏

（kidney）

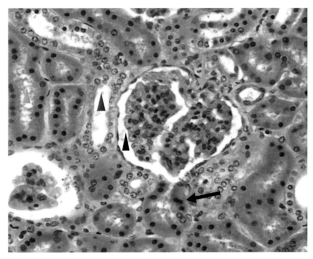

图 16-1-2　皮质

（cortex）

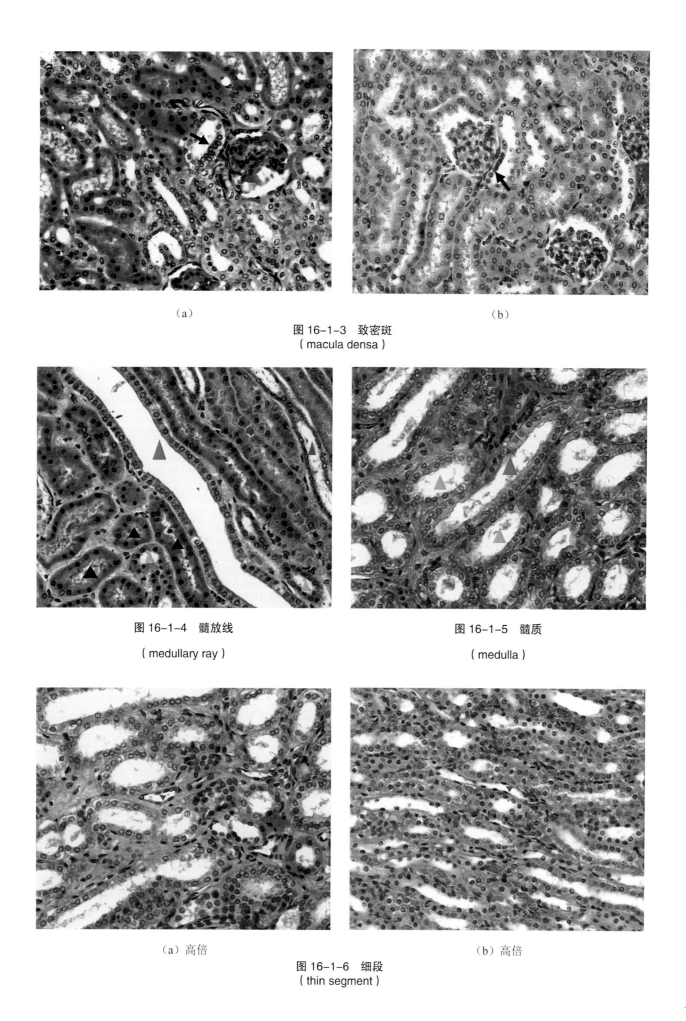

（a）　　　　　　　　　　　　　　（b）

图 16-1-3　致密斑
（macula densa）

图 16-1-4　髓放线

（medullary ray）

图 16-1-5　髓质

（medulla）

（a）高倍　　　　　　　　　　　（b）高倍

图 16-1-6　细段
（thin segment）

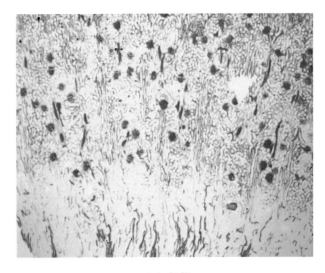

（a）低倍   （b）高倍

图 16-1-7 肾血管内注射
（renal intravascular injection）

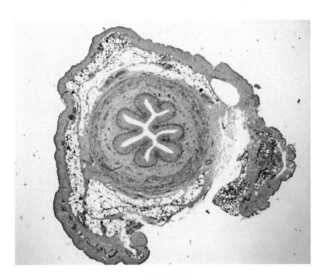

（a）低倍   （b）高倍

图 16-2-1 输尿管
（ureter）

第十七章　男性生殖系统
(the male reproductive system)

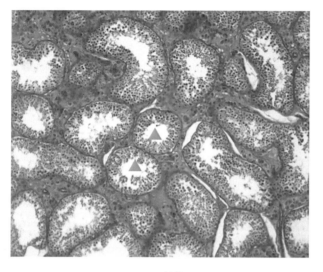

（a）低倍　　　　　　　　　　　　　　（b）高倍

图 17-1-1　生精小管
（seminiferous tubule）

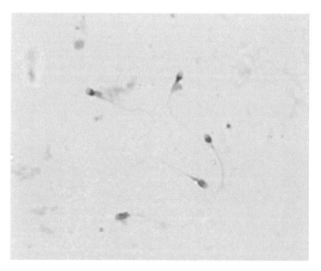

图 17-2-1　精液

（sperms）

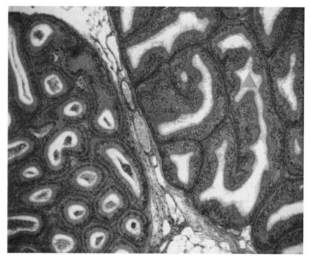

图 17-3-1　附睾

（epididymis）

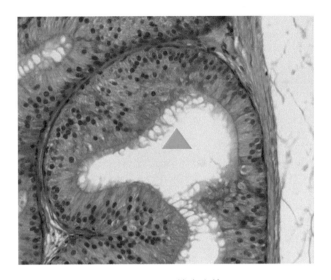

图 17-3-2 输出小管
（efferent duct）

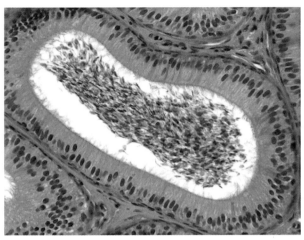

图 17-3-3 附睾管
（epididymal duct）

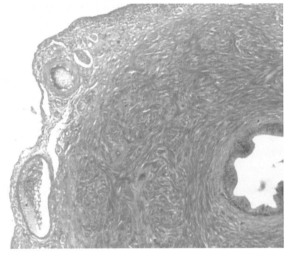

（a）低倍

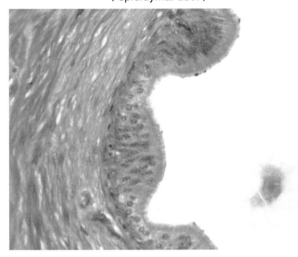

（b）高倍

图 17-4-1 输精管
（ductus deferens）

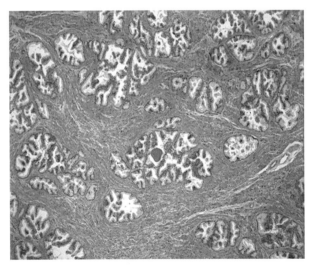

（a）低倍

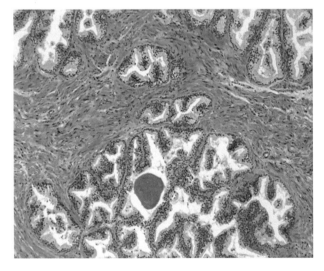

（b）高倍

图 17-5-1 前列腺
（prostate gland）

第十八章　女性生殖系统
(the female reproductive system)

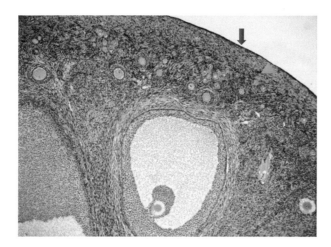

图 18-1-1　卵巢

（ovary）

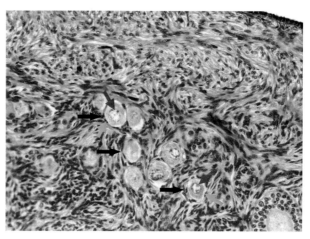

图 18-1-2　原始卵泡

（primordial follicle）

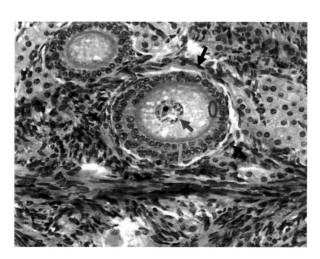

图 18-1-3　初级卵泡

（primary follicle）

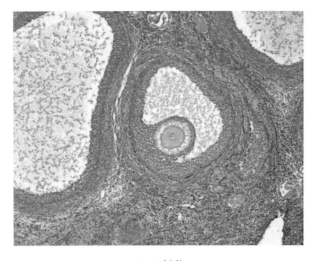

（a）低倍   （b）高倍

图 18-1-4　次级卵泡

（secondary follicle）

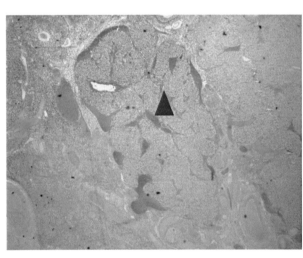

（a）低倍   （b）高倍

图 18-1-5　黄体

（corpus luteum）

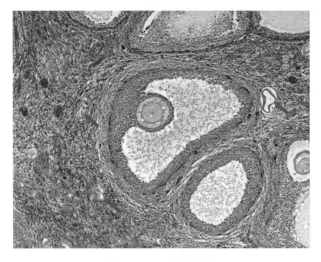

图 18-1-6　闭锁卵泡

（atretic follicle）

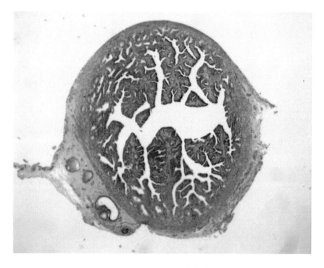

图 18-2-1　输卵管
（oviduct）

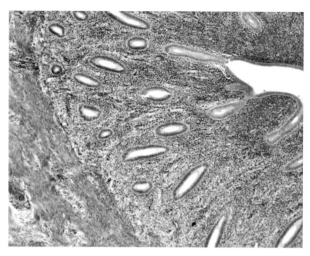

图 18-3-1　增生期子宫
（proliferative stage uterus）

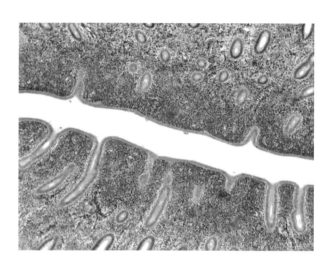

（a）低倍

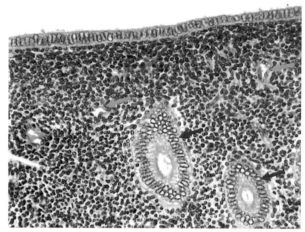

（b）高倍

图 18-3-2　子宫内膜
（endometrium）

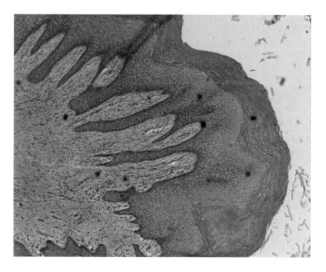

图 18-4-1　阴道壁

（vaginal wall）

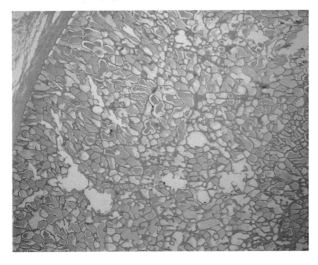

（a）低倍 （b）高倍

图 18-5-1 活动期乳腺
（active mammary gland）

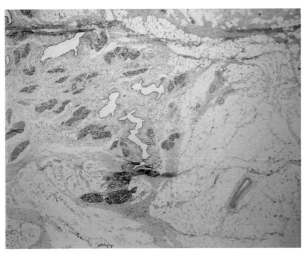

（a）低倍 （b）低倍

图 18-5-2 静止期乳腺
（resting mammary gland）